Wunderwurzel Kurkuma

Dr. Jörg Conradi

Wunderwurzel Kurkuma

Heilen und Genießen
mit der magischen Knolle aus Indien

KOPP VERLAG

1. Auflage März 2015
2. Auflage Februar 2016

Die veröffentlichten Ratschläge wurden mit größter Sorgfalt vom Verfasser und Verlag erarbeitet und geprüft. Eine Garantie kann jedoch nicht übernommen werden. Ebenso ist eine Haftung des Verfassers bzw. des Verlages und seiner Beauftragten für Personen-, Sach- oder Vermögensschäden ausgeschlossen.

Umschlaggestaltung: Stefanie Huber
Redaktion, Satz und Layout: opus verum, München

ISBN: 978-3-86445-181-2

Gerne senden wir Ihnen unser Verlagsverzeichnis
Kopp Verlag
Bertha-Benz-Str. 10
D-72108 Rottenburg
E-Mail: info@kopp-verlag.de
Tel.: (074 72) 98 06-0
Fax: (0 74 72) 98 06-11

Unser Buchprogramm finden Sie auch im Internet unter:
www.kopp-verlag.de

Bildnachweis
Fotolia: Swapan (10), tropper2000 (12); Verena N./pixelio.de – oben, Rico – unten links, Alexander Maier – unten rechts (15); Printemps (22, 62); Bydlinska (29);
Monika Wisniewska (32, 45); konok1a (36, 41, 54); Kenishirotie (50, 96, 99); westend61 (105); womue (108); FomaA (111); oxxyzay (122).

opus verum (16, 53, 116, 118); Dioskures (opus verum, 19); Hildegard von Bingen (opus verum, 21); J. M. Garg (24); Parvathisri (26); Mababole (30); Prachuap Khiri Khan (120).

Inhalt

Vorwort

Es ist noch gar nicht so lange her, dass Heilpflanzen innerhalb der Medizin eher ein Schattendasein fristeten. Sie gehörten allenfalls in das Schränkchen mit den Hausmitteln, die gelegentlich bei einem kleinen Schnupfen oder einer Blähung »ran durften«. Doch in ernsteren Angelegenheiten setzte man lieber auf die ausgeklügelten Methoden der modernen Medizin.
Doch das Blatt wendet sich. Immer mehr Menschen vertrauen wieder den Kräften aus dem Pflanzenreich, auch bei schwerwiegenden Erkrankungen wie Arthritis, Herzschwäche und Depressionen. Und das gilt nicht nur für die Patienten. So ergab eine Umfrage unter 25 000 Ärzten, dass bei 98 Prozent von ihnen Heilpflanzen oder deren Präparate zum täglichen Verordnungsrepertoire zählen.

Kurkuma – das Universalgenie

Zu den Pflanzen, die in jüngeren Zeit die besonders Aufmerksamkeit von Ärzten, Heilpraktikern und Patienten auf sich ziehen, gehört die Kurkuma. Was aber nicht heißen soll, dass sie ein Heilkraut mit einer nur kurzen Geschichte ist. Im Gegenteil. Nicht nur, dass sie schon sehr lange in der Ayurveda-Lehre und der Traditionellen Chinesischen Medizin eingesetzt wird, es gibt sie auch schon seit geraumer Zeit in Form von Präparaten Aber der breiteren Öffentlichkeit war sie lange Zeit nur als Gewürz bekannt, und auch in dieser Funktion wurde sie bei uns nur sparsam eingesetzt, weil sie so scharf ist. Dabei kann kaum ein anderes Heilkraut bei so vielen unterschiedlichen Erkrankungen helfen wie Kurkuma. Man kann sie getrost als »Universalkünstlerin« der Phytotherapie bezeichnen – denn welche Pflanze kann schon bei Arthritis, Schuppenflechte, Herz-Kreislauf-Krankheiten, Gallenbeschwerden, Colitis und depressiven Verstimmungen hilfreich sein?

Ein weiterer Vorteil von Kurkuma liegt daran, dass man sie – gerade weil sie ja schon eine so lange Geschichte als Küchengewürz hat – nicht nur als Präparat aus der Apotheke einsetzen kann. Man kann bei ihr auch zum eigenen Arzneimittelhersteller werden, indem man sie zu Salben, Tinkturen, Tees, Abkochungen (Dekokts), Ölen und Umschlägen verarbeitet. Mit der entsprechenden Kenntnis und einigen Tricks, die in diesem Buch reichlich vermittelt werden, ist es kein Problem, sich seine eigene Kurkuma-Apotheke zusammen zu stellen. Und preiswert ist es auch.

Eine Wurzel mit langer Tradition

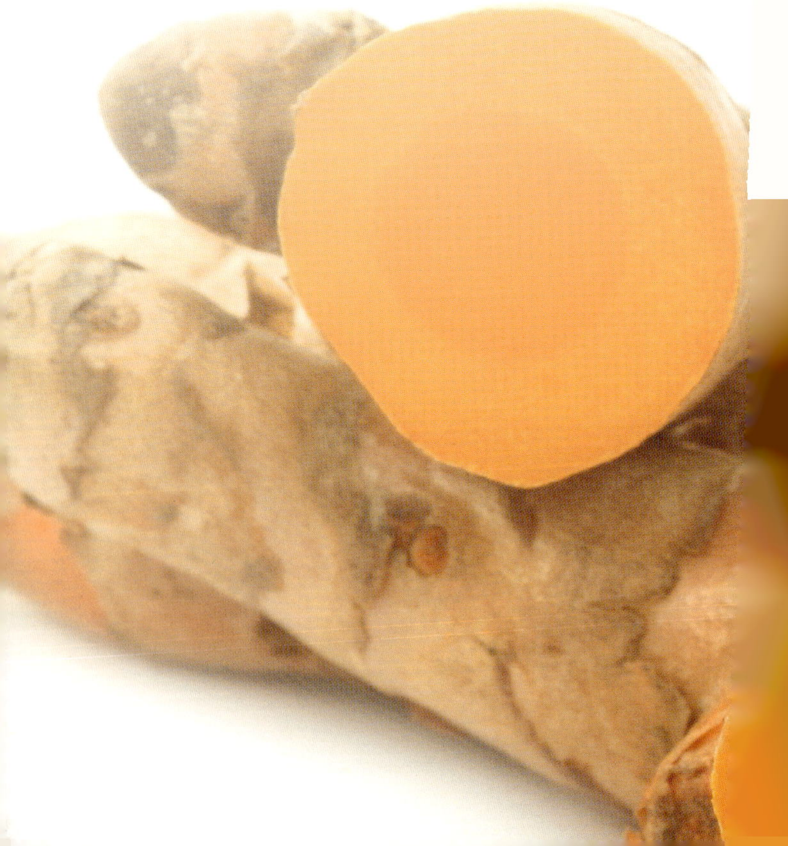

Kurkuma hat als Heil- und Gewürzpflanze eine sehr lange Tradition. Schon vor 4000 Jahren wurde sie das erste Mal schriftlich erwähnt, und sie gehört noch heute zu den Säulen der Ayurveda-Medizin, die zu den ältesten Heilslehren überhaupt gehört. In den letzten Jahren wird Kurkuma aber auch zunehmend von der wissenschaftlichen Medizin erforscht.

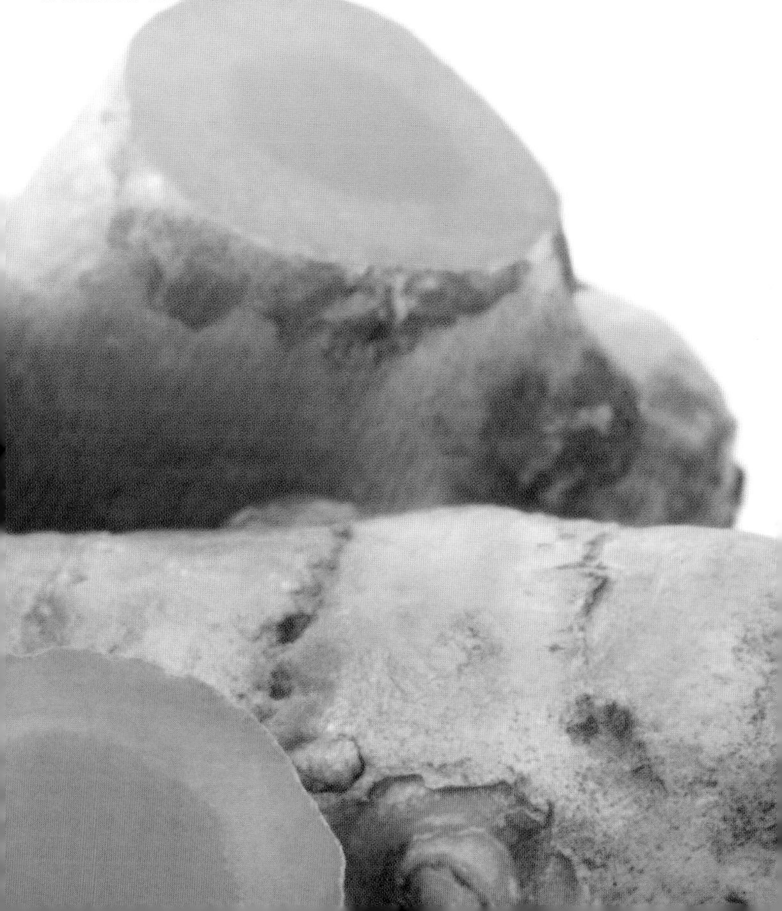

Herkunft und Verbreitung

Kurkuma gehört zu den Heil- und Gewürzpflanzen mit einer sehr langen Tradition. So lang, dass man nicht mehr präzise zurückverfolgen kann, wo eigentlich die ursprüngliche Heimat der Pflanze liegt. Genetische Forschungen lassen jedoch auf Indien als Ursprung von Kurkuma schließen. Hierfür spricht auch, dass sie dort vor etwa 4000 Jahren zum ersten Mal schriftlich erwähnt wird. Mittlerweile werden die gehaltvollen Knollen fast überall kultiviert, wo tropische Bedingungen herrschen, so auch in Thailand, der Karibik, in Mittel- und Südamerika sowie im Norden Afrikas und Süden Chinas.

Drei Viertel der weltweiten Kurkuma-Produktion stammen jedoch aus Indien, und dort wurde die Pflanze auch

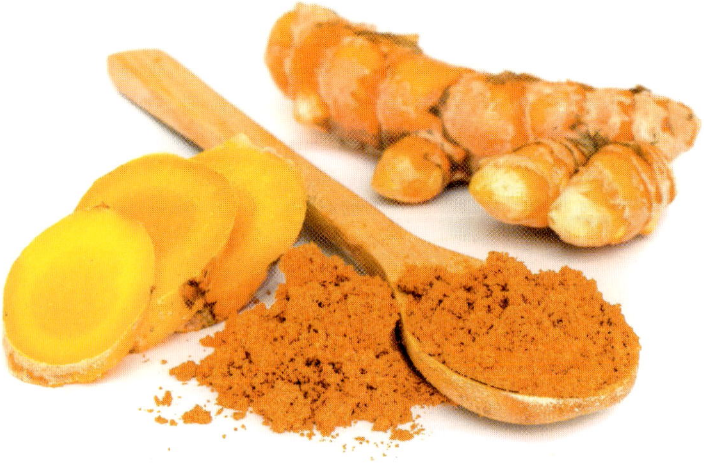

Kurkuma-Gelb: Auch die Farbe heilt

Farbpsychologen wissen mittlerweile sehr viel zu den Wirkungen der Farben auf unser körperliches und psychisches Wohlbefinden zu berichten. So kann es schmerzlindernd sein, wenn wir uns in Räumen mit kühlen Blautönen aufhalten, während uns graue Farben eher missmutig und pessimistisch machen. Und was ist mit Gelb, der charakteristischen Farbe der Kurkuma-Wurzel?
Wenn Menschen auf ihre ersten Empfindungen zur Farbe Gelb befragt werden, so antworten sie in der Regel mit Begriffen wie Licht, Freude, Sonne und Strand, aber auch mit Begriffen wie Neid, Eifersucht und Gier. Gelb kann eine Farbe von Heiterkeit und geistiger Weite sein, wenn es jedoch an Glanz verliert und zu einem »schmutzigen Gelb« wird, kann es seinen positiven, vitalen Charakter verlieren: Wir werden gelb vor Neid.
Die Wirkung gelber Farben hängt also wesentlich von ihrer Frische und Reinheit ab. Wir sollten diesen Aspekt nicht vernachlässigen, wenn wir Kurkuma als Heil- oder Küchenkraut anwenden und vorzugsweise hochwertige Wurzeln mit kräftigem Farbton zum Einsatz bringen.

500 v. Chr. das erste Mal als Heilmittel erwähnt. So heißt es im Kausika-Sutra, einem Teil des so genannten Atharvaveda, einer heiligen Textsammlung des Hinduismus: »Behandlung der Gelbsucht: Nachdem er den Kranken von einem mit Gelbwurz zubereitetem Reisbrei hat essen lassen(...), bestreicht er ihn – vom Haupte beginnend und mit den Fußspitzen endend – mit den Überresten des Breis, den er nicht gegessen hat.«
Die auffallend gefärbte Wurzel von Kurkuma, die ja in Deutschland auch gerne als »Gelbwurz« bezeichnet wird, wurde also seinerzeit gegen die Leberkrankheit Gelbsucht

eingesetzt – und dies ist kein Zufall. Denn in früheren Zeiten pflegten Heilsgelehrte die sogenannte Signaturenlehre heranzuziehen, wenn sie etwas über die Wirkungen einer Heilpflanze in Erfahrung bringen sollten. Demnach könne man der Pflanze bereits am äußeren Habitus ansehen, welche Krankheiten sie zu heilen imstande sei. Johanniskraut etwa eigne sich mit seinem knallroten Öl zur Behandlung von Verletzungen und Blutungen – und Kurkumawurzeln mit ihrer kräftig gelben Farbe hätten deshalb eben in der Behandlung von Gelbsucht eine Chance. Aus der »knallharten« Sicht des Wissenschaftlers mag dies abenteuerlich klingen. Doch dass Umschläge mit Johanniskrautöl bei blauen Flecken und anderen Verletzungen helfen, gehört heute zum Standardwissen der Volksmedizin. Und dass Kurkumawurzeln den Gallenfluss aus der Leber anregen, ist – wie wir später noch ausführlich besprechen werden – sogar wissenschaftlich dokumentiert.

Kurkuma in der Ayurveda-Medizin

Die ayurvedischen Heilkunst entwickelte sich vermutlich vor über 5000 Jahren. Der Legende nach sollen damals im Himalaya Menschen gelebt haben, denen Krankheiten vollkommen fremd waren. Je mehr sie sich jedoch den Annehmlichkeiten von Zivilisation und Luxus zuwandten, desto mehr verloren sie ihre Gesundheit. Ein Phänomen, das nicht nur in damaligen Zeiten für die Gelehrten ein großes Rätsel darstellte, da ja eine zunehmende Zivilisierung normalerweise mit einer Qualitätsverbesserung von Hygiene und Ernährung und damit auch mit besseren gesundheitlichen Bedingungen vergesellschaftet ist. Zur Lösung des Rätsels zogen sich daraufhin 50 weise Maharishis (Philosophen mit besonderer hellseherischer Begabung) in die Berge zur Meditation zurück. Sie erkannten, dass die Gesundheit eines Menschen nicht nur von hygienischen Verhältnissen abhängt, sondern auch von seiner Ernährung, seiner Gesamtkonstitution und seinen charakterlichen Besonderheiten. Weiterhin ist ein gesunder Mensch dadurch gekennzeichnet, dass sich bei ihm bestimmte Urkräfte im Gleichgewicht befinden,

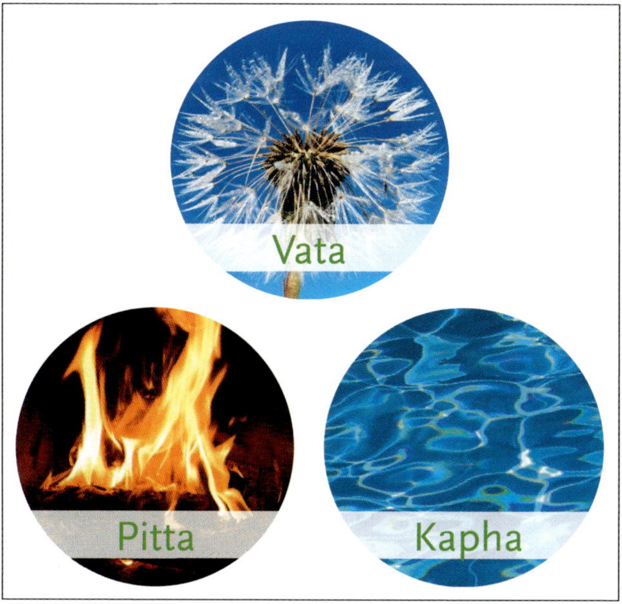

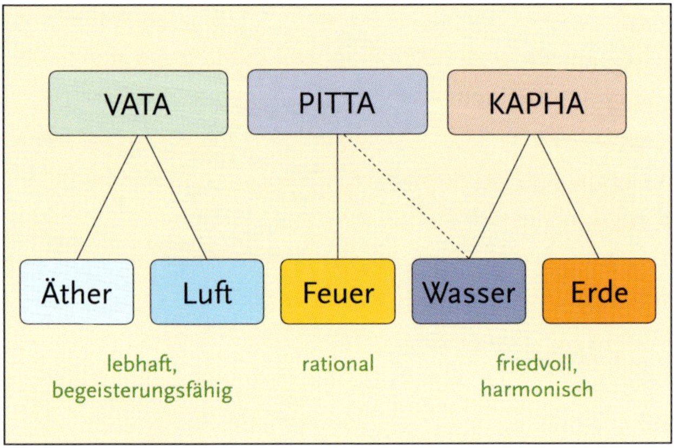

während sie beim Kranken – je nach der Beschaffenheit seiner Krankheitssymptome – aus der Balance geraten sind. Die Beschreibung dieser Kräfte – den so genannten »Doshas« – und ihres Wechselspiels miteinander bildet den Kern der Ayurveda-Lehre.

Bei den Doshas handelt es sich um feinste Steuerungseinheiten, die den Menschen nicht nur hervorbringen, sondern auch seine Funktionen kontrollieren. Es wäre allerdings falsch, sich die Doshas im Sinne von äußerlichen Kräften vorzustellen, die den Menschen anstoßen wie ein Boot im Wasser, das sich daraufhin in Bewegung setzt. Die ayurvedischen Ureinheiten halten uns nicht nur in Bewegung, sondern sie bilden gleichsam unsere geistige und körperliche Substanz. Sie prägen also unsere gesamtes Dasein, neben unseren körperlichen und psychischen Aktionen also auch unsere Konstitution, unseren Charakter, unsere Leidensfähigkeit und vieles andere mehr.

Es gibt insgesamt drei Doshas: Vata, Pitta und Kapha. Das erstgenannte beinhaltet das gesamte Spektrum unserer Dynamik. Menschen mit stark ausgeprägtem Vata-Anteil sind lebhaft, begeisterungsfähig, gesprächig, spontan, flexibel und dennoch leicht zu ängstigen. Pitta bezeichnet hingegen das Hitze- und Stoffwechselprinzip, pitta-lastige Menschen schwitzen schnell, können aber aufgrund ihrer Hitze auch im Winter mit leichter Kleidung herumlaufen. Sie haben aber auch ein starkes Kontrollbedürfnis- sowohl auf der körperlichen, als auch auf der psychischen Ebene. Sie sind stark »verkopft«, neigen also dazu, alle Angelegenheiten des Lebens wohl überlegt anzugehen, emotionale und spontane Entschlüsse sind ihnen eher unangenehm. Kapha schließlich ist das Prinzip der Form, es steht für Stabilität und Struktur. Kapha-Typen haben ein stark starkes Bedürfnis nach Stabilität, Frieden und Harmonie – ein Bedürfnis, das man ihnen oftmals schon rein äußerlich ansieht: Kapha-Menschen bewegen sich oft langsam, sie haben eine weiche und sanfte Haut und wirken insgesamt körperlich eher rund und stabil, neigen dadurch aber auch zu Übergewicht und Ödemen. Zudem erhöht ihr geringer Stoffwechsel und ihre damit einher gehende Mangeldurchblutung in Haut und Schleimhäuten die Anfälligkeit für schlecht heilende Wunden und Atemwegsinfekte, sie haben immer wieder mit Erkältungen zu tun.

Kurkuma wirkt nun laut Ayurveda-Medizin anregend auf die beiden Funktionseinheiten Vata und Pitta, während Kapha deutlich gedämpft wird. Dadurch soll sie bei

Atemwegsinfekten den Schleim lösen, die Heilung von Wunden fördern, Gifte austreiben, Nervenschmerzen lindern sowie Schwellungen und Ödeme abbauen. Durch ihre wärmenden und mobilisierenden Effekte (sie treibt die »Kältestarre« aus den Gelenken) eignet sie sich zur Therapie von rheumatischen Erkrankungen, lindert vor allem die berüchtigte Morgensteifigkeit. Aber laut ganzheitlicher Ayurveda-Lehre hat sie natürlich auch Effekte auf die Psyche.

Demnach eignet sie sich vor allem für Menschen, die häufiger in den Tag hineinträumen und etwas mehr klaren Verstand und Willensstärke gebrauchen könnten. Gelbwurz hemmt jedoch nicht unsere Kreativität oder Phantasie, sie sorgt vielmehr dafür, dass diese Energien deutlichere Konturen annehmen, dass also aus verschwommenen Imaginationen klare Entwürfe werden, die Hand und Fuß besitzen. Sie eignet sich dadurch für verträumte Kinder, die sich im Schulunterricht schwer konzentrieren können. Nicht geeignet ist Kurkuma hingegen für Menschen, die unter Schlafstörungen leiden, perfektionistisch sind und sich leicht begeistern lassen.

»Crocus indicus«: Kurkuma erobert das antike Europa

Über Vorderasien gelangte Kurkuma – etwa 100 v. Chr. – ins antike Griechenland und damit nach Europa. Der griechische Arzt Dioskurides führt sie erstmals als »Crocus indicus« ein, weil er sie fälschlicherweise – wohl wegen der gelben Farbe der Wurzeln – für einen Verwandten des Safrans hielt, der ja bekanntlich ebenfalls eine intensive Färbekraft hat. Der römische Historiker Plinius schrieb etwa 150 Jahre später:

»Es gibt da auch eine eigentlich indische Pflanze, welche Cypernkraut heißt, wie Ingwer aussieht und gekaut wie Safran wirkt (...). Sie treibt den Urin und die Steine fort.«

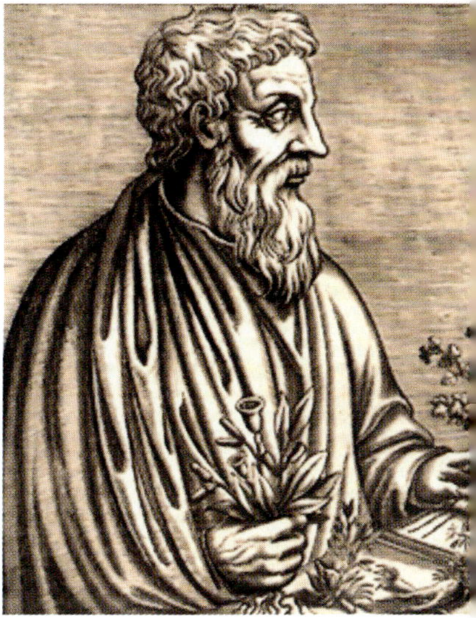

Pedanios Dioskurides

Doch es sollte Kurkuma nicht gelinge, zu den geläufigen Heilkräutern der Medizin aufzusteigen. Andere Pflanzen wie etwa Kamille und Ringelblume waren da von weitaus größerer Bedeutung. Was einerseits daran lag, dass man sie auf ihr ursprüngliches Einsatzgebiet, die Gelbsucht, reduzierte. Und andererseits daran, dass man generell skeptisch gegenüber exotischen Heilpflanzen eingestellt war. So wurde Kurkuma auch von der wohl bekanntesten Kräutergelehrten des Mittelalters, nämlich Hildegard von Bingen, geflissentlich ignoriert. Aber immerhin blieb ihr das Schicksal einer anderen asiatischen Wurzel erspart. Denn über Ingwer sagte Hildegard, dass er das Triebhafte im Menschen stärken würde und ihn so »zu dem macht, was man sich unter einem trotteligen

Alten vorstellt, der nichts anderes mehr im Kopf hätte als das Animalische«. Eine Einschätzung, die vermutlich von der arabischen Medizin inspiriert war, die Ingwer als Aphrodisiakum schätzte. Sein Verwandter, die Kurkuma, wurde zwar auch hin und wieder zu diesem Zweck eingesetzt, doch das war der verdienten Kräuterexpertin offenbar entgangen.

Von Arthritis bis Krebs: Das Einsatzgebiet wird immer breiter

Es sollte noch sehr viel Zeit vergehen, bis man auf das enorme Heilpotential von Kurkuma aufmerksam wurde. Nämlich bis zum Anfang des letzten Jahrhunderts, als die Holländer die gelben Wurzeln in großem Stil aus Indonesien importierten und sie nicht nur im Curry-Pulver verarbeiten, sondern auch intensiv als Gallenmittel einsetzten. Dass sie auch weit über den Wirkungsbereich von Galle und Leber hilfreich sein können, entdeckte man sogar noch später, nämlich ab den 1980er-Jahren. Doch dann war Kurkuma nicht mehr zu stoppen. Eine wissenschaftliche Arbeit nach der anderen förderte immer mehr Heilwirkungen der exotischen Wurzel zutage, und manchmal trieb die Leidenschaft der Forscher sogar absurde Blüten.

So stellten sich 1995 zwei Forscher beim US-Patentamt vor, um Kurkuma als Mittel in der Behandlung von Wunden und Ausschlägen patentieren zu lassen. Ein Procedere, das auf den Laien ungewöhnlich wirkt, aber im Medizinbetrieb durchaus üblich ist. Doch im Fall von Kurkuma erlebten die beiden ambitionierten Antragsteller einen herben Dämpfer. Das Indian Council for Scientific and Industrial Research konnte nachweisen, dass die traditionsreiche Pflanze schon vor 4000 Jahren zur Wundbehandlung eingesetzt wird. Die Gerichte ließen daraufhin das Patent löschen. Peinlich. Denn die aus Indien stammenden Forscher hätten eigentlich wissen müssen, dass gerade Kurkuma auf eine überaus lange und ergiebige Heiltradition zurückblicken kann.

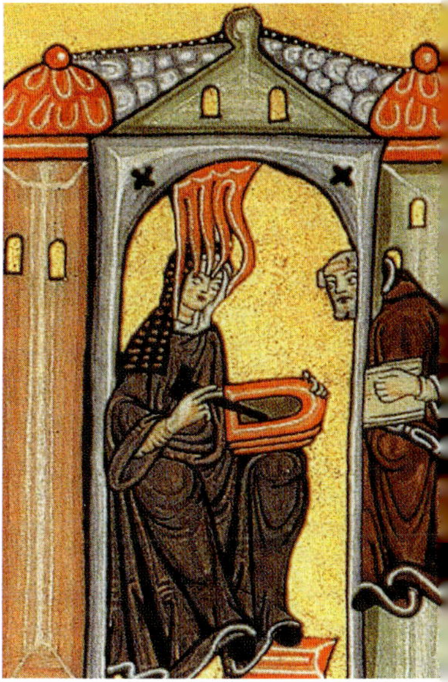

Hildegard von Bingen

Der Stand heute: Kaum eine Heilpflanze wurde in den letzten Jahren intensiver erforscht als Kurkuma, allein zu ihrem Hauptwirkstoff Curcumin kann man über 7000 Publikationen in den Datenbanken finden. Das akut erwachende Interesse der Wissenschaftler an der Heilpflanze erklärt sich daraus, dass man immer mehr medizinische Wirkungen an ihr entdeckt. Vorbei sind die Zeiten, als man sie überwiegend zur Behandlung von Gelbsucht, Atemwegsinfekten und schlecht heilenden Wunden einsetzte. Denn mittlerweile steht fest, dass Curcumin zu den wirkungsvollsten Ra-

dikalfängern gehört, die es überhaupt in der Natur gibt, und dadurch bietet es einen wirkungsvollen Schutz vor aggressiven Oxidationen, die mittlerweile zu den Hauptauslösern von Krebs, Infarkten, Arthritis und anderen schweren Erkrankungen gezählt werden. Darüber hinaus unterdrückt der Kurkumawirkstoff direkt das Tumorwachstum, indem er die bösartigen Geschwüre von der Blutversorgung abschneidet.
Auch wirkt er gleich von mehreren Seiten dämpfend auf entzündliche Prozesse, die in unserem Körper ablaufen und dort oft für Schmerzen sorgen. Dadurch wird Curcumin zu einer aussichtsreichen Therapieoption für entzündliche Erkrankungen wie etwa Colitis ulcerosa, Gicht und Arthritis, in einigen Studien zeigten sich sogar

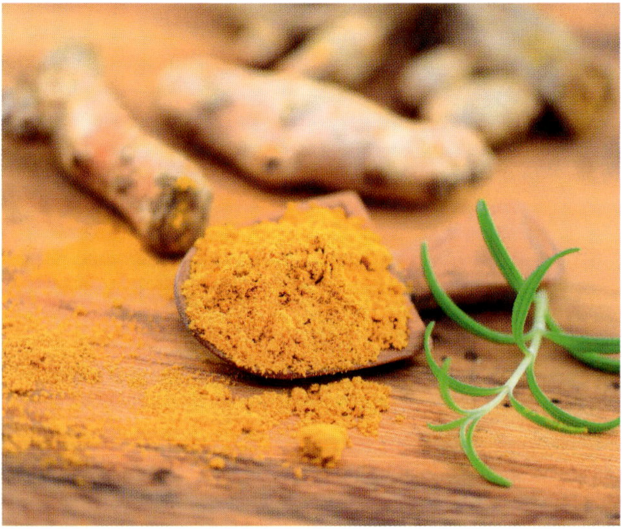

Hinweise darauf, dass es Entzündungen an Blutgefäßen und Nervenzellen sowie die Entstehung typischer Alzheimer-Plaques unterdrückt. Ganz zu schweigen davon, dass viele mikrobielle Krankheitserreger ernsthafte Probleme mit Curcumin haben. Zu ihnen gehört neben den Erregern von Lungenentzündungen auch das HIV-Virus. Allerdings sollte man hierbei bedenken, dass man daraus, dass ein Wirkstoff im Labor bestimmte Erreger abtötet, nicht schließen sollte, dass dies auch im konkreten »Kampfgebiet« des menschlichen Körpers klappen muss. Erstens, weil der Wirkstoff nicht 1 : 1 im Organismus aktiv wird, insofern er bei seiner Passage durch den Verdauungstrakt verändert wird. Und zweitens, weil die meisten Krankheitserreger über sehr effektive Strategien verfügen, wie man sich im Körper vor ihren Gegnern verstecken und verschanzen kann. Was aber bleibt, ist die Erkenntnis, dass Curcumin prinzipiell über antibiotische Kräfte verfügt, die man sich auch im einen oder anderen Hausmittel nutzbar machen kann.

Wir werden später (»Heilen mit Kurkuma«, S. 62ff.) noch ausführlich darauf eingehen, welches breite Einsatzspektrum Kurkuma besitzt. Man kann sie getrost als Universalgenie der Heilpflanzenkunde bezeichnen. Wobei man natürlich auch bei ihr realistisch bleiben und nicht zu viel Euphorie – vor der übrigens auch Wissenschaftler nicht gefeit sind – in sie hineinlegen sollte. Denn ein Allheilmittel ist auch Kurkuma nicht. Aber sie besitzt ein Potential, das man – nach all den Jahrhunderten, in denen man sie stiefmütterlich behandelt hat – endlich nutzen sollte.

Botanik: Kraut mit heilsamer Wurzel

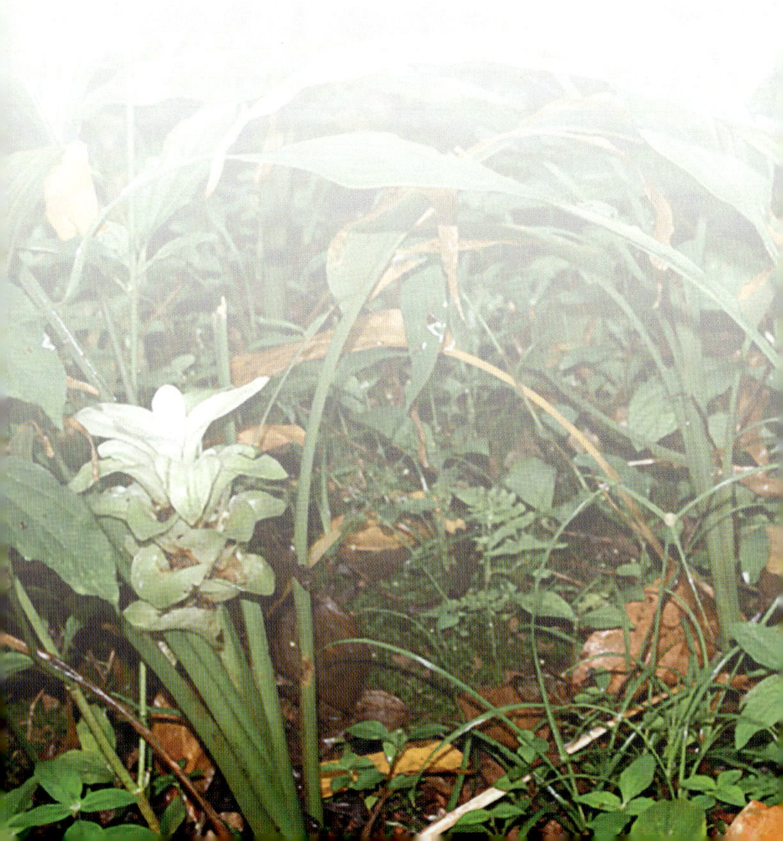

Kurkuma gehört zu den Ingwergewächsen. Diese Pflanzen zeichnen sich durch kräftige Wurzelknollen aus, die natürlich auch für Insekten, Bakterien, Pilze und andere Organismen interessant sind, sodass sich die Wurzel mit speziellen Substanzen vor ihnen schützen muss. Und es sind genau diese Substanzen, die auch uns Menschen vor Krankheiten schützen, wenn wir Kurkuma verzehren.

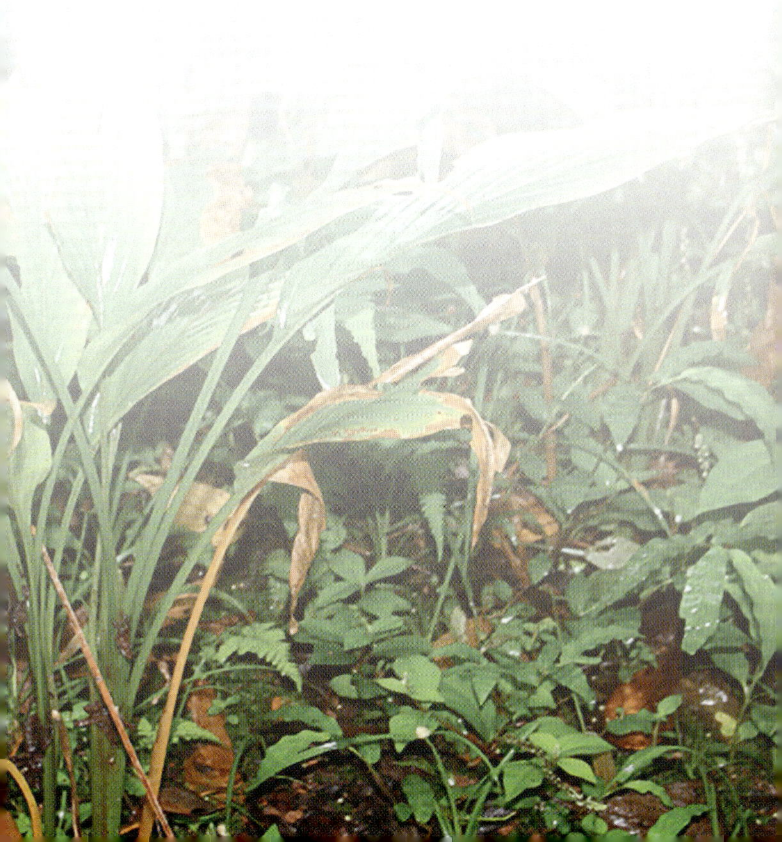

Kurkuma, lat. *Curcuma longa,* wird oft auch als Gelbwurz, indischer Safran oder gelber Ingwer bezeichnet. Mit dem Safran hat sie freilich nichts gemein, außer dass man Kurkuma-Pulver gerne zum Verfälschen des sündhaft teuren Krokus-Gewürzes nimmt. Aus letzterem Namen kann man allerdings schon die Familienzugehörigkeit von Kurkuma ableiten. Denn sie gehört tatsächlich zu den Ingwergewächsen, lat. *Zingiberaceae.* Dieser Name leitet sich ab aus dem Sanskrit: *Sringavera.* Man kann dieses Wort am besten mit »hornförmig« übersetzen, und es bezieht sich auf die Wurzeln der großen Ingwerfamilie. Wobei man allerdings sagen muss, dass bei den Kurkumawurzeln die Krümmung eher mäßig ausfällt. Sie sind in der Regel sehr stark verzweigt, und die einzelnen Knollen haben die Form eines Zylinders.

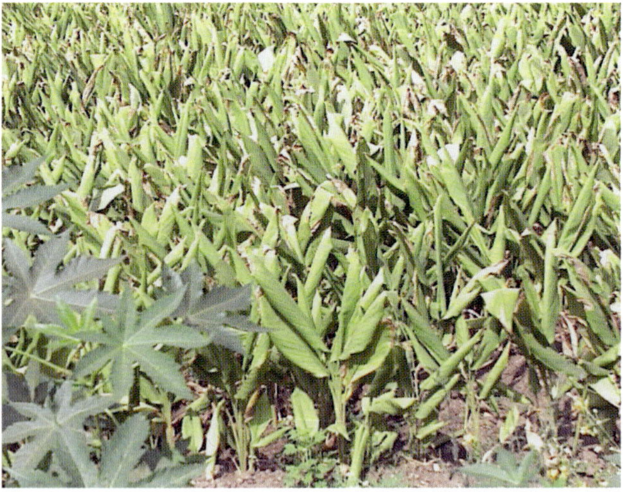

Kurkuma selbst anbauen

Wer ein geschütztes Hochbeet, eine warme Terrasse oder – noch besser – ein Gewächshaus hat, kann Kurkuma auch selbst anbauen. Dazu besorgt man sich einen intakten und frischen Wurzelstock, wie man ihn mittlerweile auch in Supermärkten bekommt. Man legt ihn Ende April oder Anfang Mai, wenn also kaum noch Frostgefahr besteht, flach auf einen lockeren, nährstoffreichen Boden, um ihn anschließend noch mit etwas Erde zu bedecken. Für die Standortwahl sollten Sie bedenken: Kurkuma ist zwar ein Tropenpflanze, die es warm und feucht liebt, aber sie mag nicht zuviel direkte Sonne! Im Falle einer Zimmerkultur stellen Sie den Topf am besten an ein Fenster mit südwestlicher bis westlicher Ausrichtung.

Sofern sich die Kurkuma wohl fühlt, bohren sich schon wenige Wochen später die ersten Spitzen nach oben. In dieser Zeit ist in den Rhizomknollen der Gehalt an Farbstoffen und ätherischen Ölen am höchsten, aber man erntet trotzdem erst (ähnlich wie bei der Kartoffel), wenn die oberirdischen Teile abgestorben sind, also im Dezember. Die Wurzeln haben dann gerade neue Triebe entwickelt, die man dann vom übrigen Wurzelwerk abtrennt und in einen Korb legt. Die älteren Knollen und Äste sind ausgezehrt, man lässt sie daher in der Erde, oder aber man entfernt sie und entsorgt sie im Kompost. Die geernteten Rhizome lassen sich im lebenden Zustand nur schwer trocken, weshalb man sie am besten für eine Stunde kochen lässt und schließlich auf Matten zum Trocknen auslegt. Nicht daran stören, wenn sich dann das mehlige Rhizom in eine hornartige, klebrige Masse verwandelt! Das ist normal und der Tatsache geschuldet, dass beim Kochen die Stärke des Rhizoms verkleistert. Sorgfältig getrocknete Kurkuma hält sich, kühl gelagert in einer dicht verschlossenen und lichtundurchlässigen Dose, mehrere Monate. Pulverisierte Wurzeln sollten genauso gelagert werden, doch auch das kann nicht verhindern, dass sie schon nach wenigen Wochen deutlich an Geschmack verlieren.

Über der Erde wird Kurkuma etwa einen Meter hoch, ihre wechselständigen und zweizeilig angeordneten Blätter sind glatt und laufen spitz zu. Also nicht sonderlich auffällig. Aber im August präsentiert die Pflanze eine Augenweide: Nämlich die 20 Zentimeter langen Blütenstände mit ihren weißen oder auch rötlich-pinkfarbenen Blütenköpfen. Ein paar Wochen später bilden sich dreikapselige Früchte, die allerdings für den Verzehr nicht geeignet sind. Der eigentliche Schatz der Kurkuma-Pflanze liegt unsichtbar in der Erde: im Rhizom, bzw. in den Wurzeln.

Nicht verwirren lassen!

Neben *Curcuma longa* stößt man in der Literatur auch oft auf andere Namen, wie etwa *Curcuma domestica*. Doch dabei handelt es sich um ein und dieselbe Pflanze. Der »Domestica«-Name hat sich nur eingebürgert, weil *Curcuma longa* praktisch nicht mehr in Wildform vorkommt, sondern eben nur noch in kultivierter Form: domestiziert.

Beim *Curcuma xanthorrhizae* handelt es hingegen wirklich um eine andere Kurkuma-Art, die vor allem in Indonesien wächst und daher auch als »Javanische Gelbwurz« bezeichnet wird. In der Literatur finden sich sehr unterschiedliche Werte zu ihrem Gehalt an Curcumin, die Angaben schwanken zwischen 1 und 12 Prozent, während sich bei der Longa-Variante die Werte auf relativ stabile 3 bis 5 Prozent eingependelt haben. Man könnte auch sagen, »Longa« ist als Heilpflanze verlässlicher, während die Wurzeln aus Java durchaus Spitzenwerte im Wirkstoffgehalt erreichen können, was jedoch – vermutlich wegen der sehr unterschiedlichen Anbaugebiete in Indonesien – nur gelegentlich geschieht.

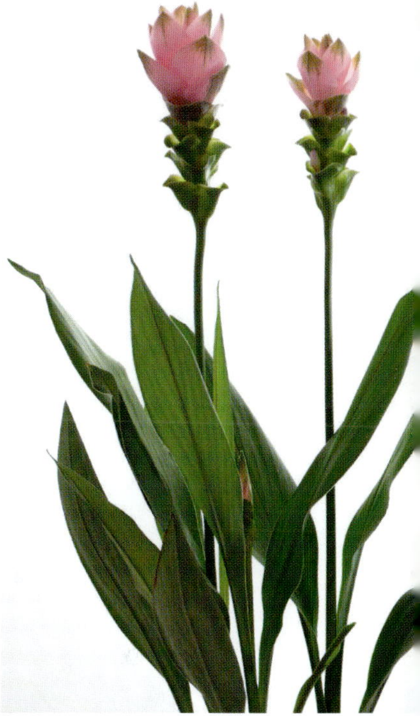

Was also tun? Besser »Longa«, oder besser »Java«? Schwer zu sagen, denn ein weiteres Problem besteht darin, dass beide nur schwer zu unterscheiden sind. Die Wurzeln aus Indonesien sind etwas dicker, bis zu sieben Zentimeter im Durchmesser, doch das fällt einem Laien nicht unbedingt auf. Eigentlich müsste man einen phytochemischen oder sogar genetischen Test machen, um die Herkunft einer Kurkumawurzel zweifelsfrei nachweisen zu können. Doch das klingt nicht wirklich alltagstauglich. Vielleicht sollte man beim Einkauf auch einfach nur entspannt bleiben. Denn Heilpflanzenexperten haben sich darauf geeinigt, beiden Wurzeln die gleiche therapeutische Wirksamkeit zuzusprechen. Sie haben dafür zwar keine soliden wis-

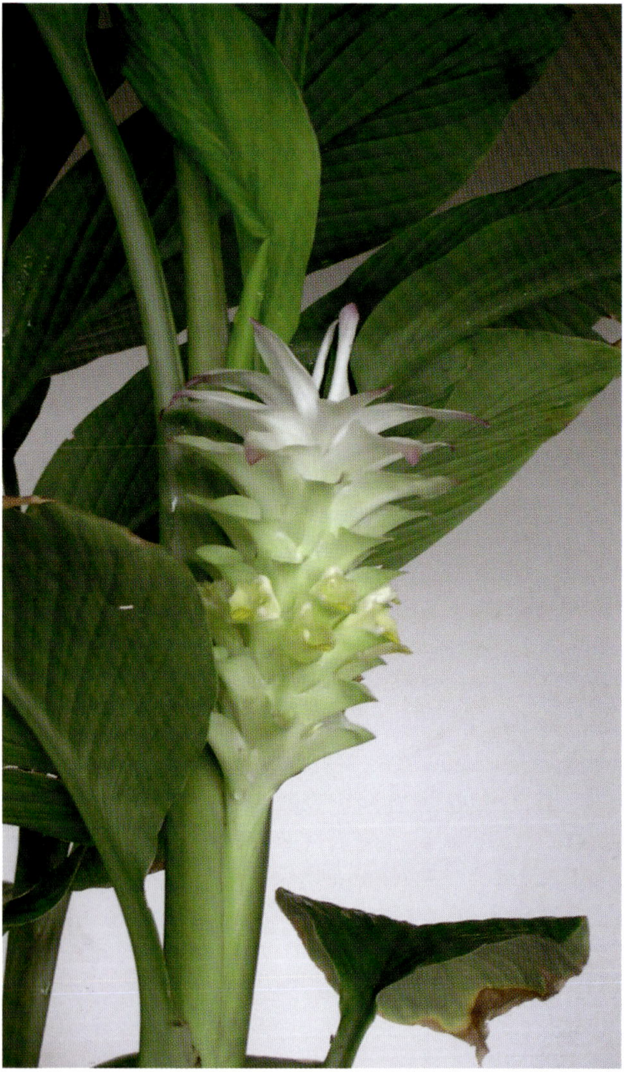

senschaftlichen Belege, aber es gibt eben umgekehrt auch keine Belege dafür, dass sich die medizinische Wirksamkeit der beiden wirklich signifikant unterscheiden würde. Man könnte auch sagen: Im Zweifel für den Angeklagten. Also bloß nicht verwirren lassen!

Frisch oder getrocknet?

Kurkuma-Wurzeln gibt es hierzulande sowohl frisch als auch getrocknet. Frische Ware erhält man mittlerweile nicht nur in Asia-Läden, deren Inhaber sicher sein können, dass ihre Kunden das Gewürz verwenden. Sondern auch in einigen Biokost-Läden, wo sie zudem noch in Bio-Qualität angeboten werden. In Supermärkten gibt es mittlerweile zwar den Ingwer, aber seinen Verwandten Kurkuma bekommt man dort nur sehr selten. Und wenn, dann vor allem getrocknet.

Getrocknete Kurkuma-Wurzeln gibt es als ganze Wurzelstränge, die wie knorrige kleine Äste aussehen, oder als vorgefertigte »Finger«, die in der Küche leichter zu verarbeiten sind. In ihrem Geschmack und auch in ihrer Wirkung ist die Trockenware nicht zu unterschätzen. Zwar gehen bei der Trocknung einige flüchtige Wirkstoffe verloren. Doch andererseits enthält sie weniger Wasser, wodurch der Wirkstoffanteil wieder nach oben geht.

Die Wirkstoffe von Kurkuma

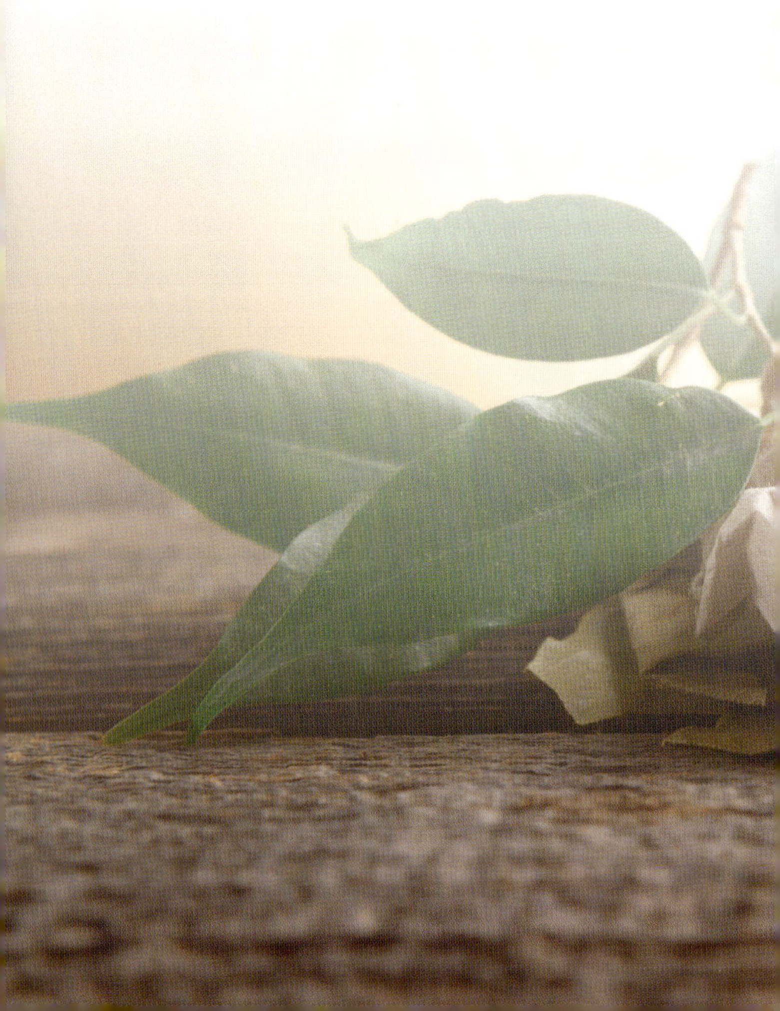

Hauptwirkstoff von Kurkuma ist das Curcumin. Es ist mittlerweile sehr gut erforscht, aber vermutlich kann es noch viel mehr, als das, was die Wissenschaft zu ihm herausgefunden hat. Denn in einer Heilpflanze greifen sich die einzelnen Substanzen gegenseitig unter die Arme – und darüber weiß man bisher nur sehr wenig.

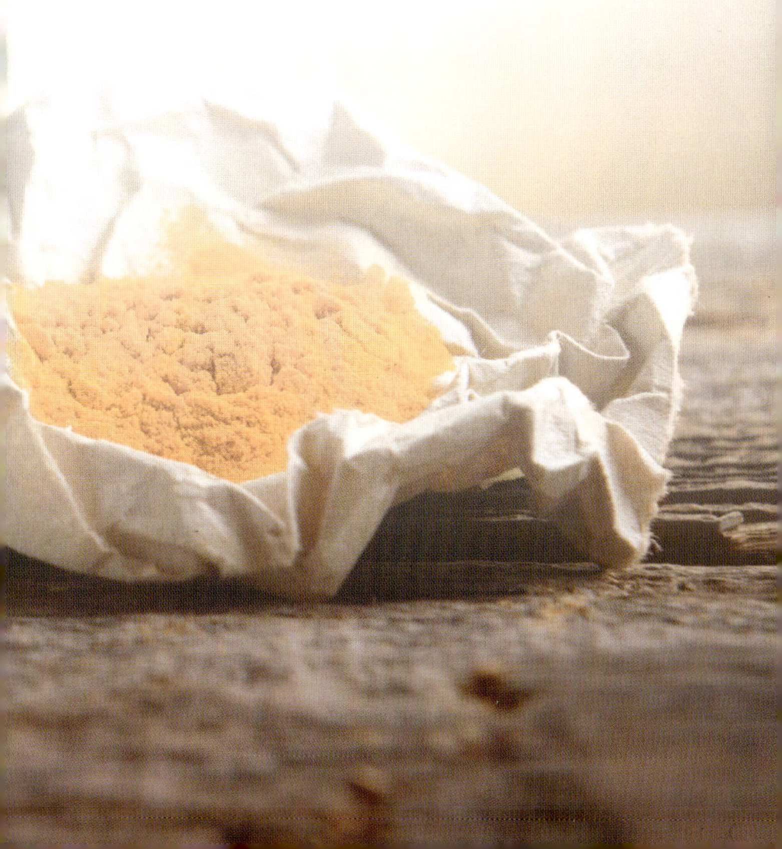

Im folgenden Kapitel findet man eine Übersicht der wichtigsten Wirkstoffe der Kurkuma-Wurzel. Wissenschaftler haben in dieser Hinsicht in den letzten Jahren sehr viel geforscht, so dass die Pflanze chemisch mittlerweile gut entschlüsselt ist. Dennoch sollte man diese Befunde nicht überschätzen. Der Grund: Selbst die ausgeklügelten Methoden der Labors schaffen es nicht, eine Pflanze bis zum letzten Baustein offen zu legen. Denn vieles funktioniert in der Chemie, wie in den Naturwissenschaften überhaupt, nach dem Prinzip, dass ich nur etwas finden kann, wenn ich ungefähr weiß, wonach ich suche. So finde ich einen Stoff XY nur, wenn ich die Methoden verwende, die ihn sichtbar machen können. Sofern ich aber andere Methoden, weil ich beispielsweise die Substanz Z finden wollte, zum Einsatz bringe, geht mir XY vermutlich durch die Lappen. Das ist nicht anders wie bei der Jagd: Konzentriert sich der Jäger auf die Gänse in der Höhe, kann es sein, dass ihm das Wildschwein direkt von seinen Füßen entgeht.

Es gibt aber auch noch ein weiteres, noch bedeutsameres Argument, warum man die Wirkstoffanalyse einer Pflanze nicht zu hoch zu gewichten sollte. Dass nämlich eine Heilpflanze weit mehr ist, als nur die Summe ihrer einzelnen Wirkstoffe. Weil diese zueinander in einer Wechselbeziehung stehen, die wissenschaftlich bis heute nicht annähernd erklärt werden kann. Ganz zu schweigen davon, dass auch die Symbole und Farben sowie der Geschmack zu dem Heileffekt einer Pflanze beitragen. In der Ayurveda-Lehre etwa spielt der Geschmack einer

Speise oder eines Krauts eine zentrale Rolle. Mit anderen Worten: Kurkuma bildet weit mehr als die Summe bestimmter Wirkstoffe, die sich in ihr befinden. Ihre Heilkraft entspringt vielmehr der ganzen Pflanze – und der Art und Weise, wie sie zubereitet wird.

Der Hauptwirkstoff: Curcumin

Die Hauptwirkstoffe von Kurkuma sind die Curcuminoide, und hier vor allem das Curcumin. Seine Formel wurde 1973 erstmals entschlüsselt, und seitdem wurden viele weitere Erkenntnisse zu ihm gesammelt. Viele davon betreffen seine medizinischen Wirkungen, über die wir später noch ausführlich sprechen wollen. Einige von ihnen betreffen aber auch Details, was seine Bioverfügbarkeit angeht. Darunter versteht man das Potential eines Wirkstoffes, auch tatsächlich von unserem Organismus aufgenommen zu werden, so dass er überhaupt wirksam werden kann. Was konkret bedeutet: Je höher die Bioverfügbarkeit, umso leichter können die Wirkstoffe in uns zur Entfaltung kommen und umso weniger müssen wir von dem entsprechenden Mittel – in unserem Falle also Kurkuma – zu uns nehmen.
Für Curcumin konnten nun folgende Daten zur Bioverfügbarkeit gesammelt werden:

- Es ist löslich in Alkohol. Zubereitungen in alkoholischer Lösung müssen daher als sehr wirkungsvoll eingeschätzt werden.

- Es ist fettlöslich. In einer Studie zeigte ein Curcumin-Lipid-Komplex eine 29 Mal bessere Bioverwertbarkeit als herkömmliches Curcumin. Fett- und ölhaltige Zubereitungen müssen daher als besonders wirkungsvoll eingeschätzt werden
- Es ist nur schwer wasserlöslich. Wissenschaftler streiten sich darüber, was dies konkret für die Anwendung bedeutet. So müsste man natürlich zuerst einmal vermuten, dass Wasserzubereitungen wie etwa Tee und Sud eine geringere Wirkung haben. Allerdings werden die Wirkstoffe ja bei diesen Zubereitungen erhitzt, was deren Verwertbarkeit deutlich verbessert. Inwieweit das allerdings die schwergängige Wasserlöslichkeit aufwiegt, kann man nicht in exakten Zahlen ausdrücken. An der John-Hopkins-Universität in Baltimore hat man

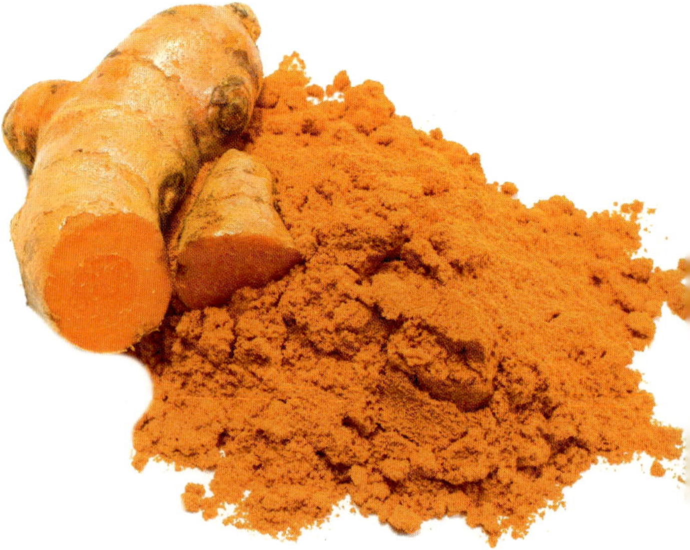

das Problem gelöst, indem man Curcumin in rund 50 Nanometer große, gesundheitlich unbedenkliche Polymerkügelchen eingekapselt hat, die eine hydrophile, also Wasser aufnehmende Oberfläche haben. Das Curcumin ist also weiterhin wasserunlöslich, doch es wird in einer wasseraffinen Hülle verpackt, die dann den Wirkstoff mit sich nimmt, wenn sie selbst vom Körper aufgenommen wird. Für die therapeutische Wirkung im Dienste der Medizin eröffnet das sicherlich Perspektiven, aber für die Anwendung im heimischen Haushalt ist es natürlich ohne Bedeutung.

▷ Curcumin liebt Pfeffer! Indische Wissenschaftler konnten die Bioverfügbarkeit des Kurkuma-Wirkstoffs um 2000 Prozent steigern, indem sie ihn mit Piperin, dem Scharfstoff des Pfeffers kombinierten. Der Grund: Das Piperin hemmt die so genannte Glucuronidierung. Darunter versteht man biochemische Prozesse, mit denen normalerweise Curcumin an Glucuronsäure gebunden und über Leber und Niere aus dem Körper entfernt wird. Dass dies zu einer weiteren (zusätzlich zur schweren Wasserlöslichkeit) Herabsetzung seiner Bioverfügbarkeit führt, liegt auf der Hand. Doch mit Hilfe von Piperin wird dieser Prozess ausgeschaltet. Die Folge: Das Curcumin kursiert länger im Verdauungstrakt, so dass der Körper mehr Zeit bekommt, den Wirkstoff einzuschleusen. Das wiederum hat nicht nur Bedeutung fürs Labor, sondern auch für die Anwendung zuhause. Denn es dürfte ja kein Problem sein, Pfeffer und Kurkuma, beispielsweise in einer Mahlzeit, zu kombinieren.

In unserem Rezeptteil haben wir ein besonderes Augenmerk darauf gelegt.

Was Curcumin alles kann

Entzündungshemmer. Curcumin zeigte im Labor schon in den frühen 1970er-Jahren seine hemmenden Effekte auf akute und chronische Entzündungen. Es hemmt gleich mehrere Enzyme, die bei Entzündungen eine wichtige Rolle spielen, wie etwa COX-2, LOX, TNF, Interleukin 1 und Prostaglandin E2. Aufgrund dieser Eigenschaften wird natürlich Kurkuma zu einer Option in der Behandlung praktisch aller entzündlichen Erkrankungen, von der Arthritis bis zur Colitis.

Antioxidans, Radikalfänger. Viele krankhafte Vorgänge, wie etwa Arteriosklerose und Krebs, werden durch »oxidativen Stress« angestoßen oder beschleunigt. Man kann diesen Vorgang am besten mit dem »Rostfraß« vergleichen, unter dem ein Fahrrad zu leiden hat, wenn es ungeschützt dem Regen ausgesetzt ist. Denn prinzipiell steckt dahinter der gleiche Vorgang, dass nämlich etwas von aggressiven Sauerstoffverbindungen attackiert und beschädigt wird, nur dass es beim Rad die Metalle sind, während im Körper die Zellen und organischen Verbindungen, und hier vor allem aber die Fette, betroffen sind. Doch glücklicherweise kann man die aggressiven Substanzen, auch freie Radikale genannt, im Körper durch Antioxidantien bzw. Radikalfänger entschärfen – und dazu gehört auch Curcumin. Der Kurkuma-Wirkstoff zeigte in einer indischen Studie sogar, dass er die empfindlichen Fettsäuren besser vor Oxidation schützen kann als das dafür weithin bekannte Vitamin E. Ein weiterer Effekt von Curcumin besteht darin, dass er die antioxidativen Fähigkeiten des Körpers unterstützt. Es attackiert also die freien Radikale nicht nur direkt, sondern auch indirekt über eine Aktivierung der körpereigenen Fertigkeiten zur Antioxidation.

Bakterien-Killer. Curcumin besitzt zahlreiche antibakterielle Eigenschaften. Auf der Liste der von ihm attackierten Bakterien stehen Namen wie Helicobacter pylori, Staphylococcus albus, Staphylococcus aureus, Escherichia coli, Bacillus cereus und Bacillus typhosus, die beispielsweise bei Magengeschwüren, Herzmuskelentzündungen, Lungenentzündungen, Lebensmittelvergiftungen und Typhus eine Rolle spielen können. In einer Studie der *Queen Mary University London* zeigte sich eine Kombination aus Curcumin und dem Grüntee-Wirkstoff Epigallocatechingallat als wirksame Waffe gegen Acinetobacter baumannii. Er zählt zu den großen Problemkeimen in Krankenhäusern und ist dort an diversen gefährlichen Krankheiten beteiligt, von der Herzmuskel- und Lungenentzündung bis zu Harnwegs- und Wundinfektionen – besonders schwer wiegt dabei, dass er kaum noch auf Antibiotika reagiert. Aber offenbar auf Curcumin! In der englischen Studie zeigte sich der Kurkuma-Wirkstoff als wirkungsvolle Waffe gegen multiresistente Acinetobacter-Stämme, denen fast kein Antibiotikum noch etwas anhaben konnte.

Pilz-Killer. Curcumin ist ein sehr wirksames Fungizid. Seine Wirkung besteht darin, den Pilzen das Ergosterin für ihre Zellwände zu rauben. Das ist ungefähr so, als wenn man einer Hausmauer immer wieder kleine Steine herausreißen würde – irgendwann stürzt sie ein. Curcumin unterbindet nachweislich das Wachstum von weit verbreiteten Schadpilzen wie Candida albicans (»Soor«, befällt die Schleimhäute), Candida tropicalis (führt zu zehn Prozent aller systemischen Pilzinfektionen!) und Trichophyton rubrum (befällt die Fußnägel). Die pharmazeutische Forschung sieht in Kurkuma eine der großen Perspektiven im Kampf gegen schädliche Pilze.

Viren-Stopp. Gegen Bakterien gibt es Antibiotika und gegen Pilze Antimykotika – doch Viren haben keinen Stoffwechsel, und das erschwert ihre medikamentöse Bekämpfung. Es gibt lediglich Virostatika, die wohl die Vermehrung des Erregers eindämmen können, indem sie ihn etwa daran hindern, sich an seine Wirtszelle anzudocken, doch restlos vernichten können sie ihn damit nicht. Außerdem sollten diese Medikamente nicht vorschnell und in der Breite zum Einsatz kommen. Denn sie besitzen zum Teil enorme Nebenwirkungen – und die Viren bilden schnell Resistenzen gegen sie aus. All diese Probleme hat Curcumin nicht. Er wird gut vertragen und wirkt trotzdem gegen Viren, ohne dass diese Resistenzen gegen den natürlichen Wirkstoff aufbauen könnten. Offenbar greift er auf mehreren Wegen in den Vermehrungszyklus der Viren ein. Im Labor hemmte er beispielsweise das Wachstum von Herpes-, Grippe- und Hepatitisviren.

Schleim- und Hustenlöser. Curcumin wirkt als starker Schleimverdünner in den Atemwegen. Kurkuma eignet

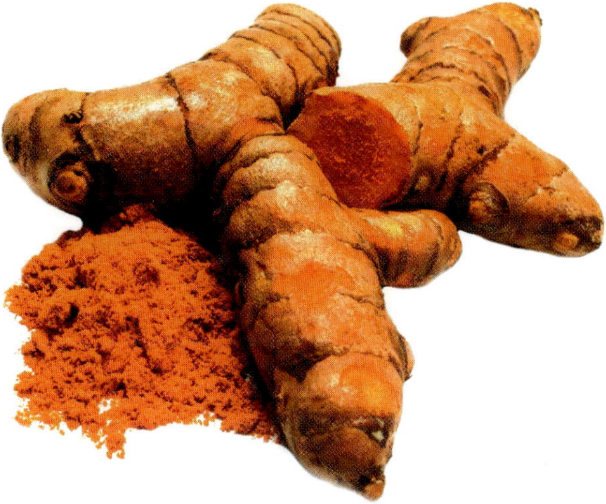

sich dadurch zur Behandlung von festsitzendem Husten, wie er beispielsweise bei Schnupfen auftritt. Doch damit nicht genug. Ein Forscherteam der *Yale University* in New Haven Connecticut. entdeckte Kurkuma als Hoffnung im Kampf gegen Mukoviszidose. Bei dieser Erbkrankheit verdicken sich durch einen Gen-Defekt die Drüsensekrete, so dass sie nicht mehr abfließen können und die Ausführgänge verstopfen. Dadurch wird unter anderem auch der Schleim in den Atemwegen immer zähflüssiger, und es kommt dort zu chronischen Entzündungen. Die US-Forscher konnten nun im Labor nachweisen, dass Curcumin den Schleim in den Atemwegen verflüssigen und auch die für Mukoviszidose typischen Darmbeschwerden (vor allem Durchfälle) lindern kann. Bei letzterem Effekt spielt aber wohl neben der Verflüssigung der Darmsekrete auch eine Rolle, dass Curcumin überschießende Immunantworten korrigiert.

Immunmodulator. Die Immunabwehr darf nicht immer mit voller Kraft gegen Eindringlinge oder Fremdstoffe vorgehen. Es ist wichtig, dass sie sich ihre Kräfte richtig einteilt. Nicht nur, um den Körper nicht zu erschöpfen. Sondern auch, um ihn nicht mit überschießenden (Allergien wie Heuschnupfen und Dermatitis) und fehlgeleiteten (Autoimmunerkrankungen wie Arthritis und Schuppenflechte) Reaktionen über Gebühr zu strapazieren und am Ende sogar zu schädigen. Curcumin kann hier eine wertvolle Unterstützung sein. Als Mechanismus wird ein Eingriff in die Regulation auf die so genannten Interleukine angenommen. Diese Eiweißverbindungen kann man getrost als Dirigenten des Immunsystems bezeichnen. Denn sie dosieren die Entzündungsreaktionen, entscheiden also auch darüber, wie belastend diese für den Gesamtorganismus werden. Außerdem sorgen sie für Kommunikation zwischen den Immunabwehrzellen, die dadurch über die Einsatzstärke und Einsatzorte ihrer Kollegen informiert werden.

Krebs-Bremse. Curcumin hemmt das Wachstum von Tumoren, indem es den Transkriptionsfaktor NF-κB (gesprochen NF-Kappa-B) unterdrückt. Diesen Faktor kann man als Schalter bezeichnen, der wichtige Schutzgene ausknipst. Wie etwa die Gene für die so genannte Apoptose, die normalerweise als »Selbstmord-Programm« geschädigte oder entgleiste Zellen in die Selbstvernichtung treibt. Durch NF-Kappa-B wird dieses Programm ausgeschaltet, so dass dem Wachstum von Tumorzellen kein Einhalt mehr geboten wird. Durch Curcumin aber, das seinerseits NF-Kappa-B blockiert, wird dieses Programm wieder zum Leben erweckt. Der Kurkuma-Wirkstoff muss daher – ähnlich übrigens wie der Knoblauch-Wirkstoff Allicin – als wirksame Bremse des Krebswachstums eingeschätzt werden.

Blutfluss-Mobilisator. Curcumin verbessert die Fließeigenschaften des Blutes. Japanische Forscher ermittelten, dass es in dieser Hinsicht sogar ähnlich wirkt wie Sport. Am besten aber sei es, so das eindeutige Resümee der Studie, dass man Sport und die regelmäßige Einnahme des Gewürzwirkstoffes (Dosierung bei 25 mg täglich) miteinander kombiniert. Der Blutfluss verbessernde Effekt von Curcumin begründet sich darin, dass es bei den Blutplättchen (Thrombozyten) die Neigung abschwächt, innerhalb des Gefäßsystems eine Gerinnung einzuleiten. Außerdem entspannt es die Gefäßmuskeln, so dass dem Blutfluss ein größerer Aderquerschnitt zur Verfügung steht. In der Summe bedeutet dies: Curcumin reduziert nicht nur die Hindernisse im Herz-Kreislauf-System, es verbreitert auch seine Kanäle. Der Blutfluss wird also von zwei Seiten her verbessert.

Herz-Schutz. Durch die antioxidative und den Blutfluss verbessernde Wirkung von Curcumin werden auch Herzkranzgefäße geschützt, es bilden sich dort weniger oxidative Fettablagerungen und entzündliche Prozesse. Im Labor konnte man zudem nachweisen, dass Curcumin dem Herzen hilft, sich nach einem Infarkt zu erholen. Die geschädigten Bereiche im Herzmuskel fallen deutlich kleiner aus, wenn man direkt nach einem Infarkt mit Curcumin behandelt.

Hirn-Schutz. Eine Studie, die 2006 im Magazin *Biogerontology* veröffentlicht wurde, untersuchte bei Laborratten den Einfluss der langfristigen Verabreichung von Curcumin auf den Alterungsprozess von Gehirnzellen. Dabei zeigten sich folgende Effekte:

1. Eine verringerte Oxidierung von Lipiden (sehr relevant für die Gefäßalterung). Curcumin wirkt in dieser Hinsicht stärker als etwa Vitamin E, dem schon länger ein besonders großer Schutzeffekt gegenüber Lipiden bescheinigt wird.
2. Eine höhere Aktivität der körpereigenen Antioxidations-Enzyme.
3. Eine geringere Einlagerung von Lipofuscin. Diesem Alterspigment wird mittlerweile eine zentrale Rolle bei der Entstehung neurogenerativer Erkrankungen wie Alzheimer und Parkinson zugeschrieben.

In einer Studie aus dem Jahre 2007 zeigte sich, dass Curcumin die Produktion neuer Zellen im Hippocampus stimuliert. Dieser Bereich des Gehirns spielt im Gedächtnis eine zentrale Rolle. Mittlerweile gilt als sicher, dass fast alle Demenzen mit einem Funktionsverlust des Hippocampus beginnen.

Gleich mehrere Erhebungen an unterschiedlichen Bevölkerungsgruppen belegen, dass Menschen mit hohem Kurkuma-Konsum seltener unter Alzheimer und anderen Demenzerkrankungen leiden. So gibt es etwa diese

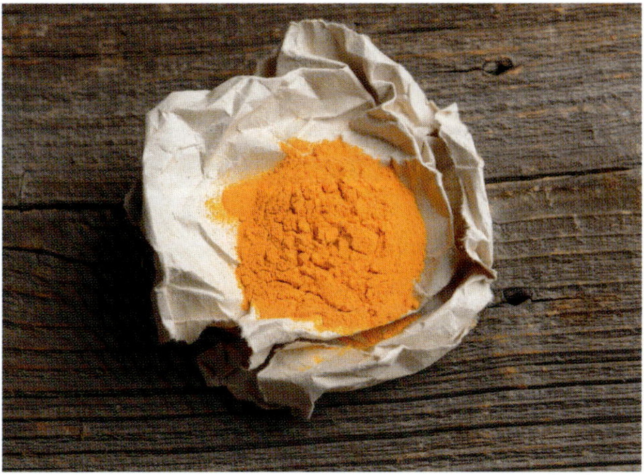

Krankheiten in den USA deutlich häufiger als in Indien, wo Kurkuma als Bestandteil von Curry zu den Standardgewürzen der Küche gehört.

Brain-Booster. Wenn Curcumin vor degenerativen Prozessen im Gehirn schützt, liegt es nahe, seine Wirkungen auf die geistige Leistungsfähigkeit zu überprüfen. Genau dies taten Wissenschaftler aus Singapur in einer Studie, die 2006 im *American Journal of Epidemiology* veröffentlich worden ist. Sie unterteilten 1010 Senioren im Alter von 60 bis 93 Jahren in drei Gruppen: eine mit fehlendem, eine mit gelegentlichem (mehr als einmal monatlich, aber nicht mehr als einmal wöchentlich) und eine mit hohem (mehr als einmal wöchentlich) Curry-Konsum. Danach unterzog man sie einer MMSE (Mini-Mental-State-Examination), einer Standardmethode zum Messen kognitiver Defizite. Dabei erreichten die beiden Curry-Gruppen einen Wert von über 26, während die curryfreien Personen nicht einmal auf 25 kamen. Das heißt, die Curry-Konsumenten schnitten in den kognitiven Tests um ungefähr vier Prozent besser ab als diejenigen, die wenig bis gar keinen Curry auf dem Teller hatten.

Stimmungsaufheller. Curcumin wirkt als so genannter MAO (Mono-Amino-Oxidase)-Hemmer. Die MAOs zählen zu den Enzymen, die wichtige Hirnbotenstoffe wie Dopamin und Serotonin aufspalten und dadurch die Signalübertragung im Gehirn hemmen. Wenn es also die Blockade dieser Enzyme gelingt, verbessert sich Kommunikation zwischen den Neuronen, und das äußert sich oft in einem deutlichen Aufhellen der Stimmungslage. Dass Johanniskraut dies kann, ist schon länger bekannt, es ist aus der Therapie von Depressionen nicht mehr wegzudenken. Neuere Studien geben nun Hinweise darauf, dass Curcumin auf ähnliche Weise wirkt.

Gallen-Mobilisator. Die Anregung des Galleflusses gehört zu den Wirkungen von Curcumin, die schon länger bekannt sind. Schon 1848 wird Kurkuma als Mittel gegen »Stauungen zäher, schleimartiger Galle in der Gallenblase« beschrieben. 1926 konnten holländische Mediziner erstmals konkret nachweisen, wie Curcumin die Galle heller und dünnflüssiger macht. Die ersten umfangreichen klinischen Versuche erfolgten fünf Jahre später, und in ihnen konnte man per Röntgenkontrastaufnahme demonstrieren, dass Curcumin auch in der konkreten Anwendung am Menschen den Gallefluss anregt.

Mittlerweile ist wissenschaftlich auch nachgewiesen, wie

der Kurkuma-Wirkstoff diesen Effekt zustande bringt. Einerseits durch eine Steigerung der Gallensekretion in der Leber, was als choleretische Wirk-Komponente bezeichnet wird, und andererseits durch eine Verbesserung der Gallenblasen-Entleerung, die cholekinetische Wirkung. Beide Effekte werden von den Patienten ungemein geschätzt, weil sie das subjektive Wohlbefinden verbessern. Außerdem befördert ein verstärkter Gallenfluss mehr Gallensäuren in den Darm. Mit der Folge, dass dort die Fette aus der Nahrung mehr zerkleinert werden, was nicht nur ihre Verdaulichkeit erhöht, sondern auch den pH-Wert des Darminhaltes anhebt, ihn also basischer macht. Das schont nicht nur die Darmwände, es steigert auch die Aktivität zahlreicher Verdauungsenzyme.

Weitere Wirkstoffe von Kurkuma

- Zingiberin. Dieser Wirkstoff weist Kurkuma als Mitglied der Ingwer(Zingiber)-Gewächse aus. Er gehört zu den ätherischen Ölen, besitzt antibiotische Eigenschaften.
- Turmeron. Auch ein ätherisches Öl. Es sorgt für den typischen Geruch des Kurkuma-Gewürzes.
- Bitterstoffe. Sie prägen den Geschmack der Kurkuma-Wurzel. Bitterstoffe lösen beim Menschen den »Achtung, Gift!«-Reflex aus, insofern viele natürliche Gifte bitter schmecken. Dieser Reflex besteht vor allem in einer Drosselung des Appetits sowie in einer Anregung des Stuhlgangs, weil ja der Körper einerseits

verhindern will, dass wir noch mehr von dem Problemnahrungsmittel essen, andererseits aber die bereits aufgenommenen Gifte möglichst schnell entfernen will. In unseren vom Nahrungsüberfluss geprägten Zeiten ist beides durchaus erwünscht. In diversen Studien konnte gezeigt werden, dass Menschen mit ausgeprägtem Bittergeschmack seltener an Übergewicht und Verstopfungen leiden.

- Calcium. Kurkuma enthält, je nach Standort, 140 bis 170 mg des knochenbildenden Minerals auf 100 Gramm Wurzelmasse. Für ein pflanzliches Nahrungsmittel ist das ungewöhnlich viel; Erbsen, Tomaten und Kohl enthalten nicht einmal die Hälfte dieser Menge. Selbst Milch, die gemeinhin als ergiebiger Calciumlieferant gehandelt wird, enthält mit 120 mg deutlich weniger. Man muss dabei allerdings auch bedenken, dass wir davon deutlich mehr verzehren können als von einem Gewürz wie Kurkuma.
- Eisen. Kurkuma enthält mit 11 bis 25 mg auf 100 Gramm Wurzelmasse ungewöhnlich große Mengen des blutbildenden Minerals. Da kommen Schweine- und Rinderfleisch (1,5 bzw. 1,9 mg) nicht einmal annähernd mit, so dass selbst die Tatsache, dass wir in der Regel weniger Gewürze als Wurst und Schinken essen, kaum ins Gewicht fällt. Ganz zu schweigen davon, das Kurkuma-Eisen, auch wegen des hohen Vitamin-C-Anteils (19 bis 25 mg) der Pflanze, sehr gut verwertbar für uns ist. Kurkuma sollte daher in keinem veganen Speiseplan fehlen, denn der liefert ja, wegen des völligen

Verzichts auf tierische Produkte, nur sehr geringe Mengen des Minerals.

- B-Vitamine. Kurkuma enthält jeweils bis zu 0,23 mg Thiamin (Vitamin B1) und Riboflavin (Vitamin B2) auf 100 Gramm, das ist weit mehr als bei Rindfleisch (0,16 mg). Man muss aber auch hier wieder bedenken, dass man schnell ein 200 Gramm schweres Steak oder Kotelett verputzt hat, aber eben nicht 100 Gramm Kurkuma-Wurzel.
- Proteine. 100 Gramm Kurkuma-Wurzeln liefern knapp 5 Gramm Eiweiß, was für eine Pflanze schon ein recht beachtlicher Wert ist. Zum Vergleich: Ein Tomate enthält etwa ein und Spinat durchschnittlich 2,5 Gramm pro 100 Gramm.

Die Zubereitungs-formen

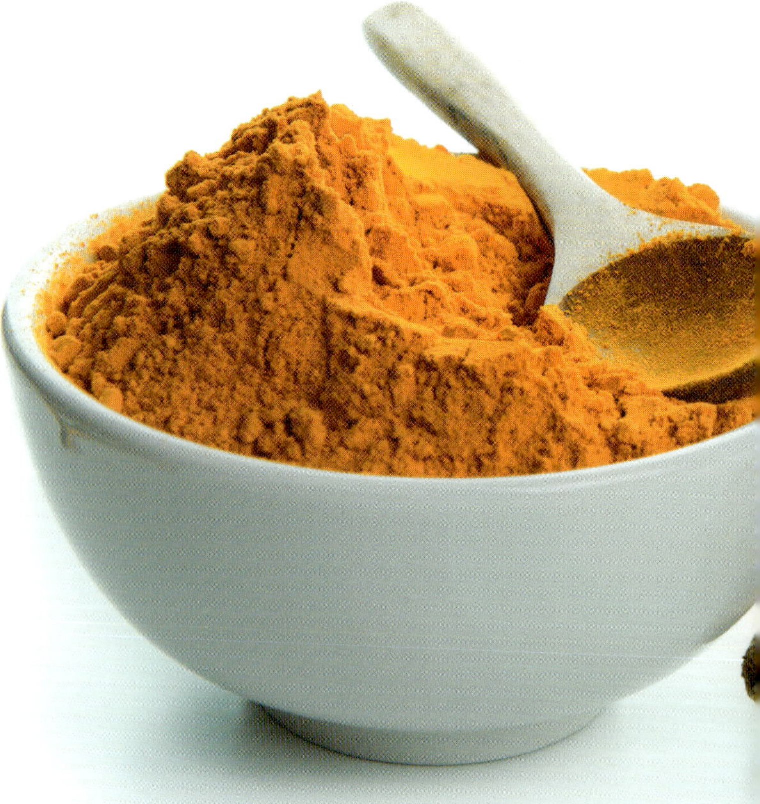

Kurkuma lässt sich auf vielfältige Weise zum Einsatz bringen. Einer ihrer großen Vorteile besteht darin, dass man sie auch als Küchengewürz verwenden kann – dadurch kann man sie leichter in den Alltag »hineinschmuggeln«.

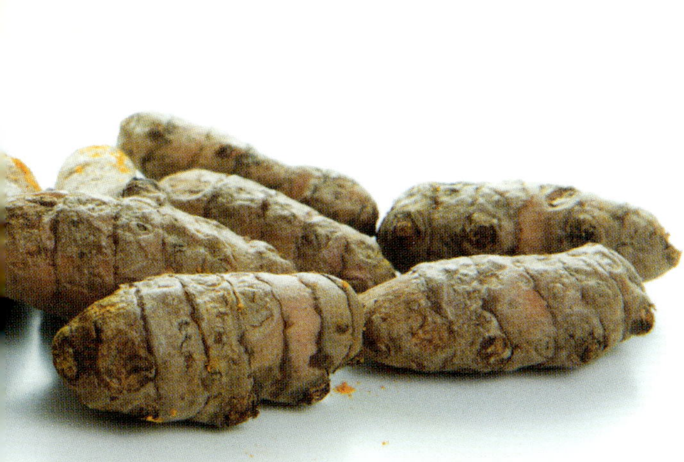

Präparate oder Wurzeln?

Diese Frage lässt sich ebenfalls nicht eindeutig beantworten. Fertigpräparate bieten in der Regel den Vorteil, dass in ihnen die Extrahierungsformen so gewählt werden, dass die Wirkstoffe einer Heilpflanze optimal zum Einsatz kommen. Das ist beispielsweise bei selbst zubereitetem Kurkumatee nicht unbedingt der Fall, insofern seine Wirkung auch auf Substanzen beruht, die nicht optimal im Wasser gelöst werden.

Ein weiterer Vorteil der Fertigpräparate besteht darin, unkomplizierter in der Einnahme und präziser dosierbar zu sein. Demgegenüber müssen die mehr oder weniger unbearbeiteten Wurzeln erst einmal zubereitet werden – dies bedeutet wohl mehr Aufwand, doch auf der anderen Seite muss sich der Anwender aktiv an der Zubereitung seines Arzneimittels beteiligen, sei es, dass er sich täglich seine Tees aufbrüht oder sich seine eigene Tinktur aufsetzt. Und diese Tätigkeiten verinnerlichen das Verhältnis zum Arzneimittel, was wiederum positive Folgen auf die Therapie haben kann. Es kann für eine Therapie durchaus positiv sein, wenn der Patient gleichzeitig sein eigener Arzneimittelhersteller ist, weil er dadurch das Gefühl bekommt, selbst etwas zu seiner Genesung beizutragen und seine Krankheit unter Kontrolle zu haben.

Fazit: Die Entscheidung, ob offene Kurkuma-Wurzeln oder industrielle Fertigpräparate zum Einsatz kommen, sollte auch vom Charakter des jeweiligen Patienten abhängig gemacht werden, inwieweit er also bereit ist, sich

aktiv an seiner Therapie zu beteiligen.
Manchmal wird einem die Entscheidung auch einfach durch den Geschmack abgenommen. So sind Aufgüsse und Abkochungen aus Kurkuma nicht jedermanns Geschmack. Denn sie sind bitter-scharf und haben ein ganz eigenes Aroma – gerade für »gewürzungeübte« Mitteleuropäer kann dies ein Problem darstellen.

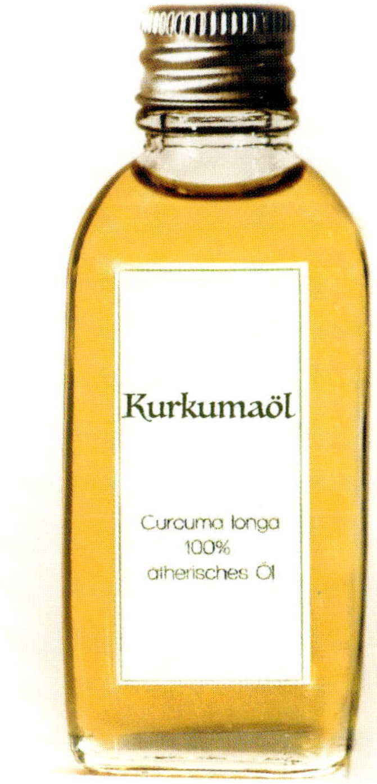

Kurkumaöl

Heilpflanzenöle kommen in der Regel äußerlich zum Einsatz. Ihre Anwendung ist in letzter Zeit leider etwas zurückgegangen, dabei besitzen gerade Öle aus entzündungshemmenden Wurzeln, zu denen auch Kurkuma gehört, eine große Wirksamkeit. Die Zubereitung: 100 Gramm in dünne Scheiben geschnittene Kurkumawurzeln mit 500 ml Olivenöl vermischen und in eine Flasche (kein verfärbtes Glas!) füllen. Das Ganze zwei Wochen lang gut verschlossen auf der Fensterbank stehen lassen, möglichst täglich schütteln. Danach durch ein Leinentuch oder einen Kaffeefilter abseihen, der Kräutersatz sollte gut ausgepresst werden. Verteilen Sie schließlich das Öl auf kleine lichtundurchlässige Fläschchen. Einreibungen aus Kurkumaöl helfen bei Muskel- und Gelenkschmerzen.

Kurkuma-Pulver

Im Unterschied zu geschnittenen oder sogar kompletten Wurzeln besitzt Pulver eine relativ große Oberfläche. Dadurch wirkt es einerseits schneller, andererseits trocknet es auch schneller aus. Kurkuma-Pulver muss daher nach der Herstellung direkt verarbeitet oder verzehrt werden. Für die Pulverproduktion werden die Kurkuma-Wurzeln zunächst in Scheiben geschnitten und dann im Mörser zerstoßen. Eine andere Möglichkeit besteht darin, das Rhizom auf einer Küchenreibe zu zerkleinern.
Man kann Kurkuma-Pulver als Gewürz über die Speisen

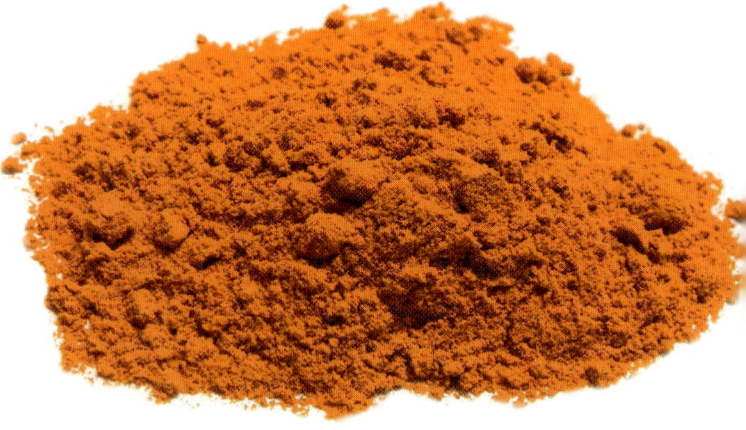

streuen, aber auch zur Herstellung von Tee verwenden. Das selbst hergestellte Pulver ist in der Regel nicht so fein wie das aus dem Handel, doch das macht nichts, für die Anwendung in Küche und Therapie ist es immer noch fein genug. Industriell vorgefertigtes Kurkuma-Pulver, wie es vor allem in Supermärkten angeboten wird, muss medizinisch und auch kulinarisch sogar als zweite Wahl eingestuft werden. Denn Pulver besteht aus sehr vielen kleinen Kügelchen, die zusammen genommen eine sehr große Oberfläche haben, über die während des Lagerns gerade die flüchtigen ätherischen Öle verloren gehen. Am besten, man kauft die noch weitgehend kompletten Wurzeln und bereitet sich dann sein Pulver selbst daraus zu.

Kurkuma-Tinktur

Eine Heilpflanzentinktur ist besonders reich an Wirkstoffen, da Alkohol zu den besten Lösungsmitteln überhaupt zählt. Und dies gilt erst recht für Kurkuma, dessen Stoffe sich nur schwer in Wasser, dafür aber wunderbar in Alkohol lösen lassen. Eine Tinktur wird in der Regel mit 40- bis 70-prozentigem Alkohol hergestellt. Dadurch wird bei innerlicher Anwendung die Wirksamkeit der Pflanze intensiviert, vor allem bei Erkrankungen des Verdauungsapparates. Verdünnt mit 2 oder 3 Teilen Wasser eignen sich Kurkuma-Tinkturen zum Gurgeln und Spülen, beispielsweise bei Aphthen und Zahnfleischentzündungen.
Die Zubereitung: 20 Gramm des Wurzelmaterials in dünne Scheiben zerkleinern. Zehn Tage lang in 100 ml Alkohollösung ziehen lassen. Danach abseihen und in dunkle

Fläschchen füllen, die mit einem Tröpfchenaufsatz ausgestattet sein sollten.

Kurkumatee

Die klassische Zubereitung der Heilpflanzenkunde. Bei der Kurkuma ist sie jedoch eher selten anzutreffen, weil seine Wirkstoffe nicht optimal in Wasser gelöst werden und dies durch das Erhitzen nicht hundertprozentig ausgeglichen werden kann. Um wenigstens den Verdampfungsgrad der ätherischen Öle gering zu halten, muss der Tee beim Ziehen mit einer Untertasse abgedeckt und nach dem Zubereiten möglichst schnell getrunken werden.
Die Zubereitung: Etwa ein Gramm Kurkuma-Pulver mit einer Tasse (200 bis 250 ml) kochendem Wasser übergießen, fünf Minuten ziehen lassen, danach abseihen. Maximale Tagesdosis: Vier Tassen.

Kurkuma-Dekokt

Die Abkochung ist die traditionelle Heilpflanzenzubereitung der Traditionellen Chinesischen Medizin. Für sie gelten in Bezug auf Kurkuma ähnliche Einschränkungen wie beim Tee, wobei allerdings das Dekokt prinzipiell den Vorteil bietet, dass es gerade bei harten Pflanzenbestandteilen wie dem Kurkuma-Rhizom die Wirkstoffe besser herauszulösen kann als der traditionelle Teeaufguss.
Das Rezept: Zwei gestrichene Esslöffel geschnittene Kurkumawurzeln mit einem Liter kaltem Wasser übergießen

und gemeinsam im geschlossenen Topf aufkochen. Danach lässt man ihn eine halbe Stunde auf kleiner Flamme köcheln. Schließlich abseihen.

Inhalationen

Gerade bei Kurkuma mit ihren flüchtigen ätherischen Ölen ist das eine wirksame Form der Anwendung! Sie hilft vor allem bei Infekten der Atemwege. Übergießen Sie in einem Topf oder in einer Wanne eine Handvoll der geschnittenen Wurzeln mit einem Liter kochendem Wasser. Der Behälter sollte mit hitzestabiler Unterlage (Gitterrost, Topfuntersetzer) auf dem Küchentisch stehen. Etwa zwei Minuten zugedeckt ziehen lassen. Dann neigen Sie den Kopf über den Dampf. Kopf, Schultern und Topf bzw. Wanne werden mit einem Handtuch abgedeckt. Atmen Sie wechselweise per Mund und Nase ein und aus. Atmen Sie langsam! Bei Inhalationen geht es nicht um Hyperventilation, sondern auch um Ihre Entspannung!
Wichtig: Gehen Sie nach der Anwendung nicht direkt nach draußen an die frische Luft. Dies würde Ihre durchbluteten und weitgestellten Bronchien schockartig verengen und dort Entzündungen provozieren.

Auflagen, Umschläge und Kompressen

Hier geht es um die äußere Anwendung der Heilpflanzen. Ziel ist bei Kurkuma meistens die Behandlung von Schmerzen und stumpfen Verletzungen wie Muskelzerrungen, Prellungen oder Quetschungen.

Etwa zehn Gramm Kurkuma zu Pulver zerreiben und in einen Suppenteller mit etwas Jojoba-Öl (besser!) oder warmem Wasser (Notlösung, wenn kein Öl vorhanden ist!) zu einer teigigen Paste verrühren. Dann in einem Leinentuch einwickeln und zu einer flachen Auflage zusammendrücken, die dann auf die schmerzende Stelle gelegt wird. Schließlich wickelt man, sofern ein Arm oder Bein behandelt wird, noch einen Verband oder ein Handtuch herum, um die Kurkumaauflage etwas anzudrücken. Ansonsten (beispielsweise bei einer Rückenauflage) legt man ein Handtuch auf die Kurkumapackung, um sie etwas zu beschweren. Dauer der Anwendung: 10 bis 20 Minuten. Am besten abends, ein bis zwei Stunden vor der Nachtruhe.

Für Stirnhöhlenentzündungen oder Spannungskopfschmerzen gibt es noch eine »Spezial-Variante«: Man nehme ein Stirnband, wie man es in jedem Sportartikelgeschäft bekommt, wickle es um den Kopf und dann stopft man ein paar frisch geschnittene Kurkumascheiben darunter. Dauer der Anwendung: 10 bis 20 Minuten.

Kurkuma-Salbe für Muskel- und Gelenkschmerzen

10 Gramm pulverisierte Kurkumawurzel in 200 Gramm Schweinefett erhitzen und gut durchmischen. Einen Tag zugedeckt ziehen lassen. Die erkaltete Masse am nächsten Tag wieder erwärmen und abseihen, schließlich in Salbentöpfchen füllen. Salben auf Schweineschmalzbasis sind besonders gut wirksam, weil Schweinefett gut und tief in die Haut einzieht.

Präparate

Kurkuma-Präparate gibt es in unterschiedlichen Formen. In der Apotheke gibt es (ohne Anspruch auf Vollständigkeit):

Choleodoron Tropfen von Weleda (kombiniert mit Schöllkraut)
Curcu truw von truw arzneimittel
Curcuma 400 mg Kapseln von 11 A Nutritheke GmbH
Curcuma Extrakt 10:1 Kapseln von HANOJU Deutschland
Curcuma Kapseln Bio von Allcura Naturheilmittel
Curcuma Pulver von G&M Naturwaren GmbH & Co. KG
Curcuma pur Vollextraktkapseln 600 mg von Novo Form GmbH
Curcuma Spezial Kapseln Dr.Herbig von BlueBioTech International GmbH
Curcuma+schwarzer Pfeffer Kapseln von Apozen Vertriebs GmbH
Curcumin Extrakt 45 Dr.Wolz Kapseln von Dr. Wolz Zell GmbH
Curcumin K2 von Dr. Jacobs Medical GmbH (kombiniert mit Phospholipiden als Wirkstoffverstärker)
Curcumin Support plus Kapseln von Heliopharm B.V.
Curcumin-Bromelain Komplex Kapseln von Yes Vital (kombiniert mit dem Enzym Bromelain)
Curcumin-loges Kapseln von Dr.Loges (kombiniert mit Vitamin D)

Kurkuma Extrakt 450 mg epigenar support von TS products
Kurkuma Kapseln von Allpharm, bei Gallen- und Verdauungsbeschwerden
Orthodoc Curcumin Kapseln von Kyberg Vital GmbH (kombiniert mit den Vitaminen C und E)
PURE Encapsulations Curcumin 500 von Pro Medico GmbH (mit dem Wirkstoffverstärker Bioperin)
RD Hepar 20 Tabletten von RD Pharma e. K.(kombiniert mit Kümmel und Mariendistel)
TNF direkt von VIATHEN healthcare (kombiniert mit Weihrauch und Leinöl)
Weihrauch Curcuma Kapseln von NCM Nahrungsergänzung Naturcosmetic GmbH

Daneben wird Kurkuma mit diversen anderen Heilkräutern und Wirkstoffen als Kombinationspräparat angeboten. Eine Kombination von mehr als drei Wirkstoffen muss man jedoch kritisch sehen. Die Hersteller begründen zwar ihren Mix mit synergistischen Effekten, dass sich also die einzelnen Wirkstoffe gegenseitig unterstützen würden, doch Beweise dafür existieren in der Regel nicht. Man muss eher befürchten, dass bei einer Kombination von vielen Wirkstoffen die einzelnen Komponenten soweit reduziert werden (sie müssen ja den anderen Substanzen Platz machen), dass sie kaum noch wirken können.
Nicht zu vergessen schließlich, dass Kurkuma auch als Homöopathikum zum Einsatz kommt. Gemäß dieser

Heilslehre wird er dabei extrem verdünnt. Von der Deutschen Homöopathischen Union (DHU) wird er in den Potenzen (Verdünnungen) D2, D3 und D4 angeboten. Die Wirkung dieser Potenzen kann sich von den phytotherapeutischen Wirkungen der Pflanze durchaus unterscheiden. Man sollte sich daher beim homöopathischen Einsatz von Kurkuma von einem erfahrenen Homöopathen beraten lassen.

Heilen mit Kurkuma von A bis Z

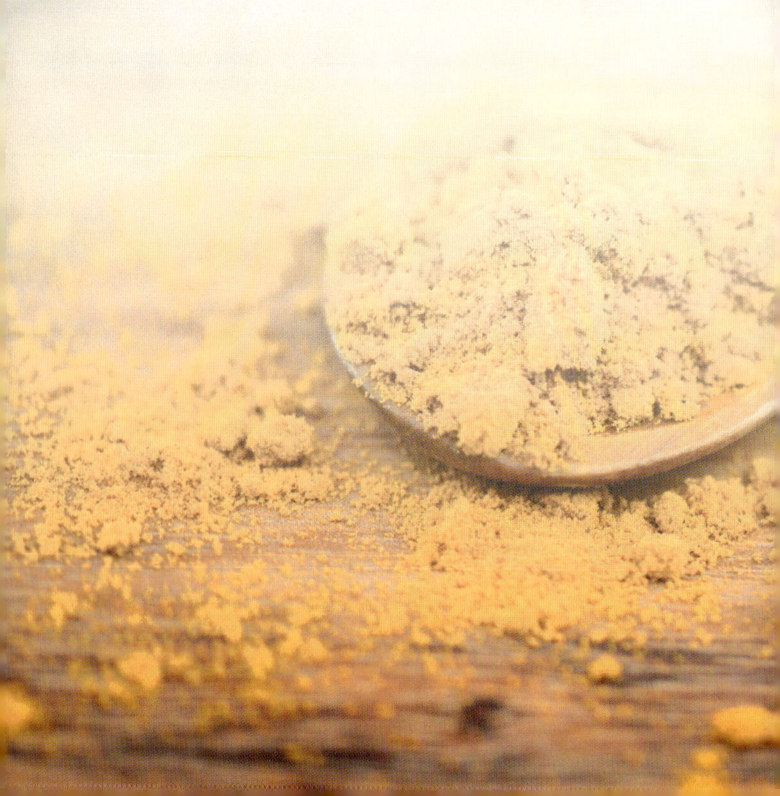

Kurkuma ist ein Heilkraut für viele Krankheiten. Und als uraltes Gewürz konnte sie zudem über viele Jahrtausende ihre gute Verträglichkeit unter Beweis stellen.

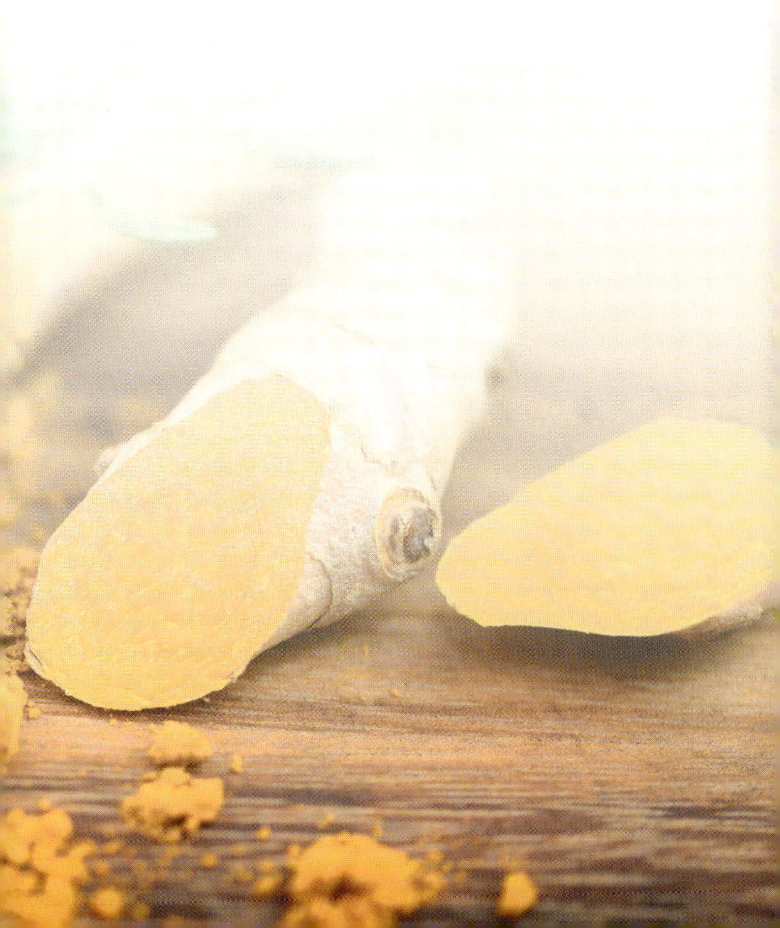

Aphthen

Symptome

- Weiße Flecken in der Mundschleimhaut. Bei vielen Flecken spricht man von »Mundfäule«.
- Die Flecken sind von einem roten, entzündeten Rand umgeben, können beim Essen starke Schmerzen verursachen und befinden sich vor allem an Wange, Zungen und Gaumen.
- Die Schmerzen der Aphthen können von Patient zu Patient sehr unterschiedlich sein. Einige empfinden sie als so schlimm, dass ihre Lebensführung deutlich beeinträchtigt ist. Teilweise sind sogar das Sprechen, sowie das Schlucken von Wasser oder Speichel schmerzhaft. In wenigen Fällen treten allerdings auch nahezu nicht schmerzende Aphthen auf.

Heilen mit Kurkuma

Besonders sinnvoll ist hier eine Kombination mit Beinwellwurzeln. Denn während Kurkuma vor allem sanft antibiotisch und entzündungshemmend wirkt, unterstützen Beinwellwurzeln die Wundheilung. Bei Aphthen bringen Behandlungen mit dieser Heilpflanzenkombination häufig eine spontane Besserung. Die Anwendungen erfolgen am besten in Form von Spülungen mit einem Dekokt: Jeweils 15 Gramm Beinwell- und Kurkumawurzel zu Pulver zerreiben und dann auf einen Liter Wasser geben. Aufkochen, 30 Minuten geschlossen köcheln lassen, schließlich abseihen und abkühlen lassen. Spülen

Viele mögliche Ursachen

Wer einmal Aphthen hatte, wird sie in der Regel immer wieder bekommen. Man nennt dies rezidivierende Aphthose. Die Ursachen dafür sind bis heute nicht abschließend geklärt. Wissenschaftler vermuten, dass die Krankheit durch mehrere Faktoren ausgelöst wird und eine genetische Veranlagung schließlich dafür sorgt, dass ein Mensch immer wieder davon heimgesucht wird.

Als Risikofaktoren für die Erkrankung gelten Verletzungen der Mundschleimhaut (wenn man sich beispielsweise versehentlich in die Wange gebissen hat), Allergien auf bestimmte Nahrungsmittel sowie Defizite an Eisen, Vitamin B12 und Folsäure. Auch Veränderungen des Hormonhaushaltes (beispielsweise durch Pubertät oder Anti-Baby-Pille) können eine Rolle spielen; mit Schwangerschaft, Menstruationszyklus und Wechseljahren gibt es jedoch keine Zusammenhänge. Interessant: Raucher leiden seltener an Aphthen. Vermutlich, weil der Zigarettenqualm zu einer Verhornung (Hyperkeratose) der Mundschleimhaut führt. Was natürlich niemanden dazu verleiten sollte, wegen seiner rezidivierenden Aphthen plötzlich zum Raucher zu werden – denn das hieße, den Teufel mit einem gigantischen Beelzebub auszutreiben.

Sie mit dieser Lösung mindestens zwei Minuten lang, und zwar jeweils eine halbe Stunde vor den Mahlzeiten und noch einmal vor dem Zubettgehen. Am besten, man bereitet sich am Abend eine Spüllösung zu und lässt sie dann – abgedeckt, damit die ätherischen Öle nicht entweichen – im Badezimmer stehen, um sie dort nach und nach aufzubrauchen.

Ein Beinwell-Kurkuma-Dekokt hält sich bei kühler Lagerung bis zu drei Tage. Vor dem Spülen sollte man noch einmal kurz mit einem Teelöffel durchrühren.

Arteriosklerose

Symptome

Die Arteriosklerose verläuft schleichend, die allmählichen Verengungen der Blutgefäße werden vom Betroffenen meistens erst dann bemerkt, wenn sie zu einer schweren Herz-Kreislauf-Erkrankung geführt haben. Zu den Folgeerkrankungen der Arteriosklerose gehören

- Angina pectoris
- Herzrhythmusstörungen
- Herzinsuffizienz (Herzschwäche)
- Herzinfarkt
- Schlaganfall.

Heilen mit Kurkuma

Auf den komplexen Prozess der Arteriosklerose kann Kurkuma auf unterschiedlichen Ebenen Einfluss nehmen. So kann sie als Antioxidans schon am Beginn verhindern, dass das LDL-Cholesterin »ranzig« wird. Darüber hinaus verringert sie die Gerinnungsbereitschaft der Thrombozyten, so dass sie nicht gleich jede klitzekleine Veränderung an den Gefäßwänden zum Anlass nehmen, die Wände zu verdicken und Gerinnsel auszubilden. Kurkuma wirkt in dieser Hinsicht ähnlich wie Azetylsalizylsäure (ASS), das ja schon länger in der Vorbeugung von Infarkten eingesetzt wird.

Die Anwendung sollte längerfristig erfolgen, indem Kurkuma frisch pulverisiert über möglichst viele Mahlzeiten gestreut wird. Sie eignet sich vor allem zum Würzen

Ein komplexer Prozess

Bei der Arteriosklerose handelt es sich um eine Erkrankung der Blutgefäße, die sich darin äußert, dass die Gefäßwände an Elastizität einbüßen und sich nach innen hin verdicken, so dass es zu einer Behinderung des Blutstroms kommt. Hierbei spielen die sogenannten Plaques eine zentrale Rolle. Ihre Bildung beginnt damit, dass sich LDL-Cholesterin in den Blutgefäßwänden festsetzt und unter dem Einfluss von aggressiven freien Radikalen und Oxidantien (man spricht auch von »oxidativem« Stress) »ranzig« wird. Das oxidierte LDL-Cholesterin lockt weiße Blutzellen an, die einen Entzündungsherd ausbilden, der unsere »Gefäßpolizei« – die Blutplättchen (oder Thrombozyten) – in Alarmzustand versetzt. Die Blutplättchen gehen nun davon aus, dass an den Entzündungen ein Schaden für die Blutgefäße droht, und deshalb setzen sie dort Stoffe frei, die das Wachstum der Muskelzellen in den Blutgefäßen anregen, um die Wände zu verdicken. Und in der Tat: Die Wände verdicken sich, doch leider verdicken sie sich als sogenannte Plaques nach innen, so dass der Blutstrom behindert wird. Und damit nicht genug. Die Oberfläche der Plaques ist derart aufgerauht, dass sie unser Blutgerinnungssystem, an dem auch wieder die Thrombozyten beteiligt sind, an schadhafte Stellen wie etwa eine offene Riss- oder Schürfwunde erinnert. Und wie bei diesen Wunden, so wird nun auch an diesen Plaques die Blutgerinnung in Gang gesetzt und es kommt zu der Bildung der berüchtigten Blutgerinnsel, die bekanntermaßen ein Blutgefäß komplett abdichten können.

scharfer und deftiger Speisen. In China wird sie häufig mit Knoblauch kombiniert – eine Kombination, die nicht nur gut schmeckt, sondern auch im Hinblick auf Arteriosklerose wegen der gefäßreinigenden Wirkung des Knoblauchs, als sehr sinnvoll eingeschätzt werden muss. Ein ebenso leckerer wie gesunder Brotaufstrich ist Kurkuma-Knoblauch-Butter. Dazu nimmt man etwa 50 Gramm Butter, eine Knoblauchzehe und ein gleich großes Stück Kurkumawurzel. Knoblauch auspressen, Kurkuma im Mörser pulverisieren, und beide Gewürze unter die Butter rühren. Diese Mischung kann man auch als Steakbutter oder Zutat für Buttergemüse verwenden.

Arthritis

Symptome

- Morgensteifigkeit
- Gelenkschmerzen, meistens mit Schwellung
- Rheumaknoten in Gelenken, Knochenvorsprüngen und Sehnen

Heilen mit Kurkuma

In einer Studie des *Anugraha Medical Centre* zeigte sich die Einnahme eines Extrakts aus Kurkuma und Weihrauch als effektives Mittel gegen Arthritis. Er schnitt sogar besser ab als Celecoxib, ein bewährter, aber ne-

Immunsystem in Aufruhr

Arthritis gehört zu den sogenannten Autoimmunkrankheiten, bei denen sich der Körper buchstäblich gegen sich selbst wendet. Das Immunsystem verliert bei Arthritikern die Orientierung und richtet sich nicht nur gegen die Parasiten im Gelenk, sondern auch gegen die körpereigenen, gesunden Zellen der Gelenkinnenhaut und führt dort zu Entzündungen und Wucherungen. Als Ursachen für die Fehlorientierung des Immunapparates werden Infektionen, aber auch psychische Einflüsse vermutet.

benwirkungsreicher Klassiker der Rheumatherapie. Präparate mit Kurkuma und Weihrauch gibt es in der Apotheke (z. B. Weihrauch Curcuma Kapseln, TNF direkt). In der Dosierung richten Sie sich nach der Packungsbeilage. Eine Alternative dazu ist die Therapie mit einer Kurkuma-Salbe. Man kann sie auch mit einer herkömmlichen Rheumatherapie kombinieren, bei der Nichtsteroidale Schmerzmittel (wie etwa ASS, Ibuprofen und Diclofenac) eingesetzt werden. Möglicherweise kann man dann nach einigen Wochen die Dosierung dieser Mittel reduzieren. Die Zubereitung der Salbe findet man auf Seite 58. Sie sollte mindestens drei Mal täglich aufgetragen werden.

Blähungen

Symptome

Lufteinschlüsse im Darm, die den Unterleib ballonartig auftreiben und unangenehm riechend aus dem After entweichen können.

Heilen mit Kurkuma

Essig fördert die Speichelproduktion und optimiert dadurch die Verdauung. Dadurch bildet er eine wirkungsvolle Ergänzung zu Kurkuma, die als Gewürz für die Verdauung schon eine lange Tradition besitzt. Vermischen Sie 15 Gramm Kümmelsamen, 15 Gramm Fenchelsamen und 30 Gramm fein gehackte Kurkumawurzel mit 500 ml Weinessig. Verrühren Sie diese Zutaten in einer Flasche, dann lassen Sie das Ganze zwei Wochen lang gut ver-

Problematische Lufteinschlüsse

Blähungen sind nichts anderes als Lufteinschlüsse im Darm, meistens hervorgerufen durch unvollständige Verdauung. Blähungsfördernd sind beispielsweise Hülsenfrüchte, Kohl, Bananen, Rettich, und alles, gegen das eine Unverträglichkeit besteht. Blähungen können aber auch durch schwere Erkrankungen wie Darmentzündungen, Reizmagen und Gastritis auftreten.

Oft lassen sich Blähungen bereits im Vorfeld verhindern, indem man die Speisen ausgiebig mit Kurkuma und Kümmel würzt.

schlossen bei Raumtemperatur ziehen. Danach die Kräuter durch einen Filter abseihen. Trinken Sie von diesem Essig regelmäßig ein Likörglas zu den Mahlzeiten.

Erkältungen

Symptome

- Verstopfte oder tropfende Nase
- Manchmal: Niesreiz, Rachen- und Halsschmerzen, Husten, leichtes Fieber
- Die Symptome können von Patient zu Patient sehr unterschiedlich sein. Dies liegt nicht nur daran, dass Menschen mitunter sehr individuell auf Infektionen reagieren, sondern auch daran, dass recht viele unterschiedliche Virentypen beim Schnupfen beteiligt sein können.

Heilen mit Kurkuma

Bei Erkältungen hilft eine Kombination aus Kurkuma und Honig. Denn beide wirken sanft antibiotisch und lösen den Schleim. Der Honigzucker erzeugt seine antibiotischen Stoffe in Zusammenarbeit mit dem menschlichen Speichel. Außerdem besitzt er viel Energie (etwa 300 Kcal auf 100 Gramm), zu deren Freisetzung die Verdauung nicht sonderlich beansprucht werden muss – das spart dem durch die Infektion beanspruchten Körper wichtige Kräfte für die Heilung.

Lösen Sie einen gestrichenen Teelöffel Kurkuma-Pulver in einem Esslöffel Buchweizenhonig. Der zeigte nämlich in einer amerikanischen Studie an 105 hustenden Kindern eine bessere Wirksamkeit als ein Hustensaft mit der Standardarznei Dextromethorphan. Laut Studienleiter Ian Paul von der *Pennsylvania State University* linderte das Bienenprodukt nicht nur die Hustensymptome, sondern verbesserte auch den Schlaf. Die Honig-Kurkuma-Mischung können Sie als Würze für eine heiße Tasse Schwarztee nehmen. Gut durchrühren! Normalerweise merken Sie schon nach wenigen Schlucken, wie Sie ins

Die Viren sind immer und überall

Eine Erkältung ist die Folge einer Virusinfektion der oberen Atemwege. Sie ist ansteckend, man holt sie sich also in der Regel von einem anderen Menschen, der seine Viren über Niesen, Husten oder Hautkontakt weitergibt. Prinzipiell kann man zu jeder Jahreszeit eine Erkältung bekommen, doch im Winter ist die Gefahr besonders hoch. Der Grund: In den kalten Monaten kommt es öfter zu kalten Füßen, auf die unser vegetatives Nervensystem damit reagiert, die Durchblutung in den Atemwegen zu drosseln. Dadurch sinkt die Abwehrfähigkeit der Schleimhäute, und die Schnupfenviren haben es nun leichter, in den Organismus vorzudringen.

Schwitzen kommen. Ein deutliches Zeichen dafür, dass Ihr Körper jetzt alle »Hitze-Register« zieht, um die ungebetenen Eindringlinge in seinen Atemwegen zu beseitigen.
Ergänzend dazu können Sie abends Kurkuma-Salbe auf Ihren Brustkorb verreiben oder eine Kurkuma-Inhalation vornehmen (Zubereitungen Seite 57 und 58). Dabei werden ätherische Öle mit hustenlösender und sanft antibiotischer Wirkung frei gesetzt. Der beste Zeitpunkt für beide Anwendungen ist der Abend, eine Stunde vor dem Schlafengehen.

Kurkuma- und Zwiebelsocken

Ein altes und bewährtes Hausmittel gegen Schnupfen: Eine große Zwiebel halbieren, jede Hälfte in Scheiben schneiden und anschließend auf ein Paar Wollsocken verteilen. Dann die Socken anziehen und die Zwiebelscheiben auf Fußsohle und Fußrücken verteilen. Lassen Sie die Zwiebelsocken über Nacht an, wenn Sie schlafen!
Haben Sie zudem öfter kalte Füße, können Sie die Zwiebelstücke durch ein paar Kurkumascheiben ergänzen. Dadurch bekommen Sie angenehm warme Füße, und dies sorgt über Reflexbögen im Nervensystem dafür, dass sich die Durchblutung und damit auch die Immunabwehr in den Nasen- und Rachenschleimhäuten verbessert.

Kräuter-Fußbäder

Ansteigende Fußbäder mit Thymian und Kurkuma helfen bei beginnenden Infekten der oberen Atemwege. Kochen

Sie zunächst 2 Liter Thymian- und Kurkumatee, indem Sie jeweils 4 Esslöffel der beiden zerkleinerten Kräuter mit 2 Liter kochendem Wasser übergießen, 10 Minuten zugedeckt ziehen lassen und danach abseihen. Den Tee schütten Sie dann in eine hohe Fußbadewanne und ergänzen sie mit kaltem Wasser, bis eine Temperatur von etwa 33 Grad erreicht ist. Stellen Sie dann Ihre Füße in die Wanne. Jetzt gießen Sie langsam aus einer Kanne oder einem Kessel heißes Wasser hinzu, damit die Temperatur langsam auf 42 Grad ansteigt. Danach Füße abtrocknen und warme Strümpfe anziehen. Vergessen Sie nicht, sich nach dem Fußbad etwas Ruhe zu gönnen!

Fußpilz

Symptome

Fußpilz gehört zu den häufigsten Infektionen überhaupt. Er zeigt sich in Form von Rötungen und Schuppungen an den Fußsohlen oder zwischen den Zehen – und er kann unangenehm und penetrant jucken!

Heilen mit Kurkuma

Das Curcumin der Gelbwurz ist ein sehr wirksames Fungizid. Seine Wirkung besteht darin, den Pilzen das Ergosterin zum Aufbau ihrer Zellwände zu rauben. Die pharmazeutische Forschung sieht in Kurkuma eine der großen Perspektiven im Kampf gegen schädliche Pilze.
Kurkuma-Kaltwasserauszug: 1 Teelöffel Kurkumawurzelstücke 2 Stunden in kaltem Wasser stehen lassen. Dieser

Viele möglicher Erreger

Fußpilz kann durch zahlreiche unterschiedliche Erreger verursacht werden. Die empfindliche Haut von Säuglingen, Diabetikern und Senioren wird gerne von Hefepilzen heimgesucht, die es auf ihrer Wanderschaft mitunter sogar schaffen, bis zu den Schleimhäuten der Geschlechtsorgane vorzudringen. Schimmelpilze nutzen meistens Hautverletzungen für ihre Attacken oder docken sich gerne an bereits bestehende Hauterkrankungen an. Häufigste Fußpilz-Auslöser (zu etwa 80 Prozent) sind aber Fadenpilze, und unter ihnen vor allem ein Mikroorganismus namens Trichophyton rubrum. Er liebt Temperaturen um die 35 Grad Celsius und siedelt sich deshalb besonders gern an subjektiv kalten und feuchten Füßen an. Wie andere Fadenpilze infiziert er seinen Wirt meistens indirekt, also nicht durch direkten Hautkontakt, sondern durch Haut- und Haarschuppen in bereits benutzten Handtüchern oder im warm-feuchten Milieu eines Schwimmbads.

Auszug eignet sich zur äußeren Anwendung bei Fußpilz. Dazu tränken Sie ein Tuch in dem Kurkumasud, der dann für 15 Minuten um die Füße gelegt wird. Oder Sie bereiten sich den Kaltauszug in größeren Mengen zu, um Ihre Füße darin zu baden.
Eine weitere Anwendungsoption ist Kurkuma-Salbe (Ihre Zubereitung findet man auf Seite 58). Die Salbe sollte mindestens drei Mal täglich aufgetragen werden.

Socken und Handtücher oft waschen!

Grundsätzlich empfiehlt sich für den Fußpilz wie bei anderen Mykosen auch, die Wäsche möglichst oft zu wechseln und gründlich zu waschen. Es ist allerdings nicht notwendig, sie beim Waschen unbedingt zu kochen, wie häufig behauptet wird. Eine Untersuchung der Hautklinik in Ludwigshafen brachte heraus, dass die Pilze – sofern Waschmittel benutzt wird – bereits bei Temperaturen von 60 Grad keine Überlebenschance mehr haben, die meisten von ihnen überstehen noch nicht einmal 30 Grad. Voraussetzung ist allerdings, dass die Wäschestücke maschinell gereinigt wurden. Bei der Handwäsche hingegen bleiben genug Erreger am Leben, dass eine abermalige Infektion über die Kleidung durchaus möglich ist.

Gallenbeschwerden

Symptome

Ein unzureichender Gallenfluss kann sich durch Völlegefühl, Appetitlosigkeit, Oberbauchbeschwerden sowie Sodbrennen zeigen. Die Symptome verschlimmern sich nach fetthaltiger Kost. Gallenblasenbeschwerden werden in erster Linie durch eine Kost verursacht, die zu viele tierische Fette enthält. Die erbliche Veranlagung spielt aber auch eine Rolle.

Achtung, Zucker!

Schon länger bekannt ist, dass eine Ernährung mit viel tierischen Fetten ungünstig für den Gallenfluss ist. Dies gilt aber auch für den Fabrikzucker, wie kürzlich eine Studie der *American Holistic Medical Association* bestätigte. Dieser Aspekt wird in der Medizin oft vernachlässigt, dabei liegt er physiologisch auf der Hand: Der Verzehr

Was ist eigentlich Galle?

Die Galle ist ein zäher Schleim, der in der Leber produziert, in der Gallenblase (die fälschlicherweise auch gerne nur als »Galle« bezeichnet wird) zwischengelagert und schließlich zu den Mahlzeiten in den Zwölffingerdarm ausgeschüttet wird. Ihr Sinn: Sie verwandelt die Nahrungsfette in kleine Tröpfchen, die aufgrund ihrer vergrößerten Oberfläche von den Verdauungsenzymen besser »angepackt« werden können. Zudem dient die Galle als Ausscheidungsmedium für schwer wasserlösliche Substanzen, die sich nicht ohne weiteres über die Nieren abführen lassen. Sie gehört also zu den wichtigen Instrumenten der Verdauung.

von Einfachzucker mobilisiert die Ausschüttung von Insulin, und das Hormon stimuliert wiederum die Leber zur Produktion von Cholesterin, das sich dann in der Gallenflüssigkeit anreichert und sie »verdickt«.

Heilen mit Kurkuma

Diverse Studien belegen, dass Kurkuma die Entleerung der Gallenblase anregt und die Produktion fettverarbeitender Galle aus den Leberzellen anregt. All diese Effekte unterstützen die Heilung von chronischen Gallenblasenbeschwerden. Die Anwendung erfolgt entweder über dementsprechende Präparate aus der Apotheke oder aber in Kombination mit Schöllkraut und Pfefferminze über einen Gallenblasentee nach folgendem Rezept:

Zutaten:

20g Pfefferminzblätter
20g Schöllkraut

20g Kurkuma-Pulver
Alle Zutaten vermischen. Dann 2 TL der Mischung mit 1 Tasse heißem Wasser übergießen, 10 Minuten ziehen lassen, schließlich abseihen. Dosierung: 3 Tassen pro Tag zu den Mahlzeiten. Anstelle des Schöllkrauts können Sie auch Kamille verwenden.
Eine wirksame Ergänzung kann Kurkuma-Öl sein. Vermischen Sie dazu 1 Esslöffel kaltgepresstes Mandelöl mit 1 Teelöffel Kurkuma-Pulver. Mit der daraus entstehenden gelben Masse ölen Sie dann die Hautpartien über der Gallenblase (sie befindet sich im Oberbrauch) ein. Nicht massieren, nur vorsichtig das Öl auf der Haut verteilen!

Pluspunkte für Nüsse und Kaffee

Eine Studie der *Harvard Medical School* in Boston ergab: Wer mehr als fünf Mal 30 Gramm Nüsse pro Woche verzehrt, reduziert sein Risiko für Gallensteine um etwa 25 Prozent. Die amerikanischen Forscher waren zu diesem Ergebnis nach einer Erhebung an über 80 000 Frauen gekommen. Der Gallenschutz wird vermutlich durch die Fettsäuren und fettlöslichen Vitamine der Nüsse aufgebaut. Verzehren Sie täglich eine Hand voll Nüsse. Am besten ungesalzene Nüsse, die Sie selbst aus der Schale geholt haben.
Auch Kaffee bringt die Galle in Schwung. Bereits zwei bis drei Tassen pro Tag senken laut wissenschaftlichen Erhebungen das Gallensteinrisiko um etwa 30 Prozent. Verantwortlich dafür ist offenbar das Koffein: Denn entkoffeinierter Kaffee hat keinen Einfluss auf die Quote.

Gastritis (Magenschleimhautentzündung)

Symptome

- In leichteren Fällen: Sodbrennen, Völlegefühl (obwohl nichts gegessen wurde), Aufstoßen, Appetitlosigkeit.
- In schweren Fällen: Schmerzen im Oberbauch, außerdem noch Magenkrämpfe, Durchfall, Blähungen und Verstopfungen. Nach stärkerem Alkoholgenuss besteht Neigung zum Erbrechen.

Die Symptome der Gastritis ähneln stark denen des sogenannten »Reizmagens«, sie sind daher für den Betroffenen, aber auch für viele Ärzte nicht leicht unterscheidbar. Die Behandlung der beiden Erkrankungen erfordert jedoch ähnliche Maßnahmen, so dass eine exakte Absicherung der Diagnose in diesem Falle entbehrlich ist.

Heilen mit Kurkuma

Vielen Pflanzen werden antibiotische Eigenschaften gegenüber Helicobacter pylori zugeschrieben, doch welche von ihnen tatsächlich am besten hilft, war lange Zeit unbekannt. Bis zum Jahre 2005. Da verglich man am Zentrum für Infektionskrankheiten des *University College* in London 25 Heilpflanzen miteinander, inwieweit sie tatsächlich den berüchtigten Magenkeim in seine Schranken weisen können. Acht Pflanzen stellten sich als völlig wirkungslos heraus, darunter auch Knoblauch und schwarzer Tee, die bis dahin als wirkungsvolle Bakterienkiller gehandelt wurden. Neun Pflanzen zeigten eine mäßige Wirksamkeit, darunter befanden sich solche

Eine Bakterie im Zwielicht

Wissenschaftliche Untersuchungen scheinen keinen Zweifel mehr daran zu lassen, dass ein Mikroorganismus namens Helicobacter pylori an der Entstehung von Magenschleimhautentzündungen beteiligt ist. Oft lebt er jedoch in unseren Mägen, ohne irgendeinen Schaden anzurichten. Ob er wirklich zum Krankheitserreger wird oder nicht, hängt vom Säuremilieu im Magen und vom Zustand des Immunsystems ab. Hierbei spielt wiederum die Psyche eine wichtige Rolle. So treten Magengeschwüre und Gastritis überdurchschnittlich häufig bei Menschen auf, die ihren Wohnort verloren oder gewechselt, oder die ihren Partner oder eine andere nahestehende Bezugsperson verloren haben. Berufliche Veränderungen, vor allem, wenn sie mit einer Zunahme der Verantwortung gekoppelt sind, fördern ebenfalls Magenentzündungen.

prominente Heilkräuter wie Salbei, Petersilie und Zimt, wobei für Petersilie in einem anderen Versuch zumindest gefunden wurde, dass sie die Bakterien daran hindert, sich an den Magenwänden festzusetzen. In der Gruppe mit der höchsten antibiotischen Wirksamkeit gegenüber Helicobacter fand sich aber neben Chili, Ingwer und Oregano: die Kurkuma-Wurzel. Für sie konnte man außerdem 2013 am *Chitwan Medical College* in Nepal zeigen, dass sie entzündliche Vorgänge in der Magenschleimhaut dämpft. Es ist daher sinnvoll, sie mit der Petersilie im Kampf gegen die Gastritis zu kombinieren: Denn wenn sich Helicobacter nirgendwo in den Magenwänden verstecken kann, wird er leichter von den antibiotischen Stoffen der Kurkuma »getroffen«, und mit deren entzündungshemmenden Komponente hat man noch ein weiteres Trumpfass im Ärmel. Nehmen Sie jedoch für den Kräuter-Mix nicht die Blätter der Petersilie, sondern ihre Wurzeln (bekommt man in Apotheken)! Denn es ist immer problematisch, wenn man Pflanzenteile mit unterschiedlicher Konsistenz miteinander zubereitet, weil das Lösungsverhalten ihrer Wirkstoffe stark voneinander abweicht. Besser also, man kombiniert Blätter mit Blättern und Wurzel mit Wurzel.

Mischen Sie jeweils einen gestrichenen Esslöffel zerriebene Petersilien- und Kurkuma-Wurzeln zu einem Kräuter-Mix, den sie dann in einem Liter Wasser zusammen aufkochen. Dann noch eine halbe Stunde geschlossen köcheln lassen und schließlich abseihen. Dieses Dekokt hilft nicht nur bei Magenschleimhautentzündung, es wirkt auch appetitanregend und stark harntreibend. Verteilen Sie es auf drei Portionen pro Tag, jeweils vor einer Mahlzeit.

Husten

Symptome

- Reizhusten löst ein Kribbeln im Hals aus und ist typisch für Empfindlichkeit gegenüber Kaltluft; er kündigt oft eine nahende Erkältung an.
- Hüsteln oder Räuspern ist in der Regel psychosomatisch bedingt
- Tief sitzender Husten mit Schleimauswurf zeigt eine ernsthafte Erkrankung der oberen Luftwege an.
- Kratzender und krampfartiger Husten kann bei asthmatischen Erkrankungen und Keuchhusten auftreten.

Heilen mit Kurkuma

Aufgrund seiner schleimlösenden und sanft antibiotischen Effekte kann Kurkuma gerade bei Husten infolge von Atemwegsinfekten viel Linderung bringen. Versuchen Sie es doch mal mit einem alten Rezept der Volksmedizin: Rettich mit Kurkumahonig. Hilft bei Bronchitis und Keuchhusten. Dazu höhlen Sie zunächst einen Rettich aus. Dann zerreiben Sie einen Zentimeter Kurkumaknolle in eine kleine Tasse Honig, und den füllen Sie dann in den ausgehöhlten Rettich. Nach drei bis fünf Stunden wird er kopfüber in eine Schüssel gestellt, jetzt kann der fertige Hustensaft aus Honig und Rettichwasser herausfließen und gesammelt werden. Trinken Sie von dem Saft zweimal pro Tag zwischen den Mahlzeiten!
Auch Quittensuppe mit Honig und Kurkuma kann gegen Husten helfen. Etwa 150 Gramm Quitten schälen und in kleine Würfel schneiden. Dann einen Zentimeter Kurku-

Der Husten hat immer Priorität

Der Hustenreflex wird durch zahlreiche Sinneszellen in der Bronchialschleimhaut und den Atemwegen ausgelöst. Bei Reizung dieser Zellen (z.B. durch Gase, Kälte, Fremdkörper) werden Signale ans Gehirn weitergeleitet, von wo aus schließlich gezielte Befehle an die Muskeln des Oberkörpers (vor allem die Rücken- und Bauchmuskeln) gesendet werden. Der Hustenreflex genießt in der Bewertungsskala des Gehirns absolute Priorität. Was konkret heißt: Wenn wir uns erst einmal »eingehustet« haben, können wir auch nicht mehr ohne weiteres aufhören. Aus diesem Grund endet so mancher Hustenanfall mit bedrohlicher Atemnot.

mawurzel über das geschnittene Obst verreiben. Schließlich kocht man die Quittenstücke in 250 mlWasser weich und streicht sie durch einen Sieb. Abgeschmeckt wird mit etwas Zitronenschale und reichlich Honig. Zum Schluss wird die Suppe über ein paar Zwiebackstückchen in einen Teller gegossen. Diese Suppe sollte im Falle einer Hustenerkrankung am besten Ihr Abendessen ersetzen.

Das Anti-Husten-Obst

Die Kerne und das Fleisch der Quitte enthalten überdurchschnittlich viel Pflanzenschleim, der sich wie ein Schutzfilm über unsere oberen Atemwege legt. Darüber hinaus enthält die Frucht große Mengen an Vitamin C, Zink und Jod. Die Quitte ist für die Küche in besonderem Maße geeignet, denn durch ihren hohen Gehalt an Pektinen braucht man kaum Gelierstoffe, um sie einzukochen. Für das Einkochen sollte übrigens ein Dampfsieb und nur wenig Wasser verwendet werden.

Schließlich helfen auch Kurkumainhalationen gegen Husten, vor allem bei Raucherhusten. 3 Esslöffel zerkleinerte Kurkumawurzel einige Minuten in 3 bis 4 Liter kochendem Wasser ziehen lassen. Dann das Gesicht über den Dampf halten und Kopf, Oberkörper und Schüssel mit einem Handtuch bedecken. Atmen Sie langsam und tief, wechselweise durch Mund und Nase. Dauer der Anwendung: 8 bis 15 Minuten.

Lern- und Konzentrationsstörungen

Symptome

- ▷ Die Gedanken springen von Objekt zu Objekt, finden keine einheitliche Linie.
- ▷ Vergesslichkeit
- ▷ Rasche geistige Ermüdung

Heilen mit Kurkuma

Kurkuma konnte in mehreren Studien zeigen, dass sie die kognitive Leistungsfähigkeit unterstützt, und sie greift dabei von mehreren Seiten an. Einmal dadurch, dass sie Fettoxidationen in den Blutgefäßen verhindert und dadurch die Durchblutung im Gehirn fördert. Und andererseits dadurch, dass sie die Produktion neuer Zellen im Hippocampus stimuliert, der beim Gedächtnis eine zentrale Rolle spielt.

Bauen Sie Kurkuma als feste Gewürzgröße in Ihre Küche ein, denn die Anwendung sollte hier langfristig erfolgen.

Psychisch und physisch

Konzentrations- und Lernschwäche können zwei Ursachen haben:

Physisch. Das Gehirn erhält zu wenig Sauerstoff und Nährstoffe. Das kann wiederum in Durchblutungsstörungen (aufgrund Altersveränderungen, Stresses, falscher Ernährung, Krankheiten, genetischer Defekte) oder der Zufuhr falscher Nährstoffe begründet sein.

Psychisch. Das Denken kommt aufgrund von Ängsten, inneren Konflikten oder falschen Denkmustern nicht zur Ruhe.

Kurkuma eignet sich vor allem zum Würzen scharfer und deftiger Speisen. In China findet man sie häufig in Kombination mit Knoblauch, was nicht nur schmackhaft, sondern auch im Hinblick auf die medizinische Wirkung sinnvoll ist. Die Gewürze ergänzen sich in ihrer Wirkung auf die Blutgefäße: Knoblauch senkt mehr die Blutfettwerte, Kurkuma ist mehr entzündungshemmend.

Kurkuma und Knoblauch kann man wunderbar in einer Butter kombinieren. Dazu nimmt man etwa 50 Gramm Butter, sowie eine Knoblauchzehe und ein ähnlich großes Stück Kurkumawurzel. Knoblauch auspressen, Kurkuma zerreiben, und dann beides unter die Butter rühren. Mit dieser Würzbutter kann man beispielsweise Steakfleisch und Kochgemüse anrichten.

Chinesische Wissenschaftler überprüften die Wirkung einer gemeinsamen Gabe von Curcumin und Ginkgo-Extrakt auf die Behandlung von Alzheimer-Patienten. Die Ergebnisse liegen leider noch nicht vor, aber das man überhaupt daran geht, die Kombination der beiden Heilkräuter zu überprüfen, verweist auf ihre Chancen im Kampf gegen Lern- und Konzentrationsstörungen. Von Ginkgo ist schon länger bekannt, dass er die Hirndurchblutung verbessert und die Neuronen widerstandsfähiger gegenüber Sauerstoffnot macht. Curcumin wirkt hingegen als Oxidationsschutz, außerdem regt es die Neubildung von Zellen im Hippocampus an, der Zentralstation für das Gedächtnis.

Besorgen Sie sich jeweils Kurkuma-Pulver und Ginkgo-Pulver (z. B. Ginkgo Biloba-Blatt Pulver von PureRaw oder Bio Ginkgo Biloba Pulver von Terra Elements), und vermischen Sie die beiden zu gleichen Teilen. Nehmen Sie davon zwei halbe Teelöffel pro Tag, am besten mit etwas Fruchtsaft. Eine Portion nach dem Frühstück, und eine Portion vor dem Schlafengehen.

Muskelzerrungen

Symptome

- Zunächst ist nur ein leichtes Ziehen spürbar, doch schon bald kommt es zu Verkrampfungen, der Muskel »macht zu«.
- Nach einigen Stunden kann es zu einer Verfärbung an der gezerrten Stelle kommen. Ein deutliches Zeichen dafür, dass im Muskel Fasern geschädigt wurden. Die Schädigung hält sich jedoch im Unterschied zum Muskelfaserriss im kleinen Rahmen und kann in der Regel nicht ertastet werden.

Erste Hilfe: Kältebehandlung

Zunächst gilt es, den verletzten Muskel ausdauernd zu kühlen, um die weitere Blutung und Schwellung einzudämmen. Zur Kühlung verwendet man einen mit kaltem Wasser getränkten Schwamm, der mit einem Kompressenverband am verletzen Muskel fixiert wird. Dauer der Kühlung mindestens 20 Minuten, die Kompresse sollte regelmäßig mit kaltem Wasser getränkt werden. Dem Wasser kann man Alkohol oder Essig zusetzen, um den Verdunstungs- und damit den Kühleffekt zu erhöhen.

Einige Muskeln trifft es immer wieder

Zerrungen sind besonders häufig bei Muskeln, die über mehrere Gelenke ziehen (wie etwa Waden-, Oberschenkel- und Oberarmmuskeln). Ermüdung, schlechtes Aufwärmen, sehr kalte (der Muskel kühlt aus) und sehr warme (der Muskel verliert durch Schwitzen zu viele Salze) Umgebungstemperaturen sowie Stress, bestehende Infekte und Muskelkater begünstigen die Entstehung von Zerrungen.

Heilen mit Kurkuma

Die asiatische Wurzel fördert die Durchblutung und damit den Abtransport von geschädigtem Zellmaterial aus dem Muskel. Darüber hinaus greift Kurkuma gezielt in den Entzündungsstoffwechsel ein, und ihre Scharfstoffe sorgen für eine Desensibilisierung der Schmerzrezeptoren. Wichtig ist jedoch, dass Kurkuma als betont wärmendes Mittel äußerlich und erst frühestens 36 Stunden nach dem Verletzungseintritt zum Einsatz kommt. Denn vorher unterläuft sie möglicherweise die kühlenden Erste-Hilfe-Maßnahmen.

Am intensivsten wirkt die Kurkuma-Auflage (siehe Seite 57f.), aber ihre Zubereitung erfordert natürlich auch jedes Mal einen gewissen Aufwand. Bei der Kurkuma-Salbe (siehe Seite 58) hat man nur einmal den Aufwand des Herstellens, danach muss die Salbe nur noch drei- bis vier Mal täglich einmassiert werden.

Vorsichtige Dehnung

Packen Sie den verletzten Muskel – sofern kein Muskelfaserriss mit einer spürbaren Unterbrechung des Muskelverlaufs spürbar ist – nicht »in Watte«. Spätestens nach zwei Tagen können in der Regel wieder behutsame Dehnungsübungen am Muskel einsetzen. Dazu wird der Muskel 7 bis 10 Sekunden in submaximaler, also weitgehend schmerzfreier Dehnungsposition gehalten, wieder entspannt und nach 30 bis 60 Sekunden wieder gedehnt. Die Übungen sollten etwa 10 Mal pro Tag (am besten aufgeteilt in 2 bis 3 Einheiten) wiederholt werden. Nach den Dehnungsübungen ist es gut, wenn man noch einmal für 15 Minuten mit einem kalten Schwamm den Muskel kühlt, um seine Spannung zu senken und ungünstige Hitzeentwicklungen im Gewebe zu verhindern.

Rückenschmerzen

Symptome

- Chronische oder akute Schmerzen im gesamten Rückenbereich
- Hexenschuss: Die Schmerzen schießen regelrecht ins Kreuz hinein, blockieren die Lendenwirbelsäule
- »Ischias«: Der Schmerz zieht in die Beine hinein.

Bloß keine Ruhe!

Bettruhe ist bei Rückenschmerzen, auch bei akuten Vorfällen wie etwa Ischias und Hexenschuss, genau das Falsche. Schonung verlängert vielmehr den Krankheitsverlauf. Besser ist es, so weit wie möglich aktiv zu bleiben, um die natürlichen Heilprozesse an der Wirbelsäule zu unterstützen. Eine finnische Studie dokumentiert, dass langfristig

Meistens kein Verschleiß!

Ärzte bemühen beim Verständnis der physiologischen Ursachen der Rückenschmerzen gerne das Bild vom »Verschleiß«, wonach sich die Bandscheiben zwischen den Wirbelkörpern im Laufe der Jahre immer weiter abnutzen, bis es am Ende zu Schmerzen kommt. Ein überholtes Bild, denn Befund und Befinden stimmen hier nur selten überein. Die mittels Röntgen, Computertomographie oder Kernspinfotografie »geschossenen« Bilder zeigen nämlich eine degenerative Wirbelsäulenveränderungen bei über 30 Prozent der Patienten, obwohl diese über keine Beschwerden klagen. Mit anderen Worten: Der Wirbelsäulenverschleiß mag wohl als alltäglicher und weit verbreiteter Alterungsprozess unleugbar zu sein, doch zur Erklärung von Rückenschmerzen taugt er nur wenig. Vielmehr scheinen nach neusten Untersuchungen Rückenbeschwerden vor allem in muskulären Verspannungen begründet sein, und die kommen entweder durch Bewegungsmangel, oder aber – bei Sportlern – durch einseitige oder falsch ausgeführte Bewegungsabläufe zustande. Ein weiterer wichtiger Entstehungsfaktor ist die Psyche.

diejenigen Rückenpatienten den besten Krankheitsverlauf zeigen, die trotz der Schmerzen ihren gewohnten Alltagsgeschäften nachgehen. Der Grund: Durch die Bewegung verbessert sich die Durchblutung, außerdem bauen sich Spannungszustände in den schmerzenden Muskeln ab. Am schlechtesten ging es hingegen in dieser Untersuchung jenen Patienten, denen völlige Schonung und Bettruhe verordnet wurde. Dies gilt allerdings nicht bei Bandscheibenschäden, wo es zu einer Blockierung der Nervenbahnen kommen kann. Die Bewegungstherapie sollte hier unter Aufsicht medizinischen Fachpersonals ablaufen.

Heilen mit Kurkuma

Ähnlich wie bei Pfeffer, führen die Kurkuma-Scharfstoffe bei Hautkontakt zu einer vermehrten Ausschüttung von Substanz P, die als Signalübermittler zwischen den Schmerzfühlern und dem zentralen Nervensystem fungiert. Dies führt dazu, dass die Nervenfasern zwischen Schmerzfühler und Zentralem Nervensystem nicht nur ihre Substanz-P-Speicher entleeren, sondern diese auch nicht mehr wiederaufgefüllt werden. Die Folge: Es kommt zu einem Mangel an Substanz P, und dadurch wird der Schmerzübermittlung regelrecht der Saft abgedreht. Die Schmerzfühler werden desensibilisiert, das Schmerzempfinden wird über mehrere Tage hinweg deutlich verringert. Gleichzeitig kommt es zu einer Steigerung der Durchblutung, die den Zellstoffwechsel fördert und Schadstoffe aus dem Gewebe abzutransportieren hilft. Die Anwendung erfolgt am besten über Auflagen oder Kurkuma-Salbe (Ihre Zubereitung findet man auf Seite 58). Die Salbesollte mindestens drei Mal täglich aufgetragen werden. Bei der Auflage reichen ein bis zwei Mal täglich für jeweils 15 bis 20 Minuten.

Schaufensterkrankheit

Symptome

Heftige Wadenschmerzen nach dem Gehen, besonders nach dem Treppensteigen und bei Kälte. Die Schmerzen zwingen zum Stehenbleiben – daher der Name »Schau-

fensterkrankheit«: Die Patienten warten vor den Schaufenstern, bis die Schmerzen verschwunden sind.
Ursachen der Schaufensterkrankheit sind Durchblutungsstörungen aufgrund von Entzündungen in den Beinarterien, die sich im schlimmsten Falle durch Blutgerinnsel sogar komplett verschließen können (»Arterielle Verschlusskrankheit«). Hauptrisikofaktoren sind

- Rauchen (Nikotin wirkt gefäßverengend)
- Bluthochdruck (sorgt für Verletzungen und Verdickungen an den Blutgefäßwänden)
- Bewegungsmangel (verringert die Leistungsfähigkeit der Arterien)
- Übergewicht (erhöht den physikalischen Druck auf die Arterien)

Go and Stretch!

Gehen Sie mit 60 bis 90 Schritten pro Minute so lange spazieren, bis die Schmerzen Sie zum Stehenbleiben zwingen. Dann warten Sie eine Weile und versuchen, die Waden zu dehnen, indem Sie das gestreckte Bein etwas nach hinten führen und versuchen, die Ferse auf den Boden zu setzen. Erst links, dann rechts. Nach Abklingen der

Männer trifft es häufiger!

Die Schaufensterkrankheit trifft etwa doppelt so viele Männer wie Frauen. Der Grund: Bis zu ihren Wechseljahren werden die weiblichen Blutgefäße durch das Hormon Östrogen vor Verkalkungen und Entzündungen geschützt. Außerdem finden sich unter den Männern mehr Übergewichtige und Raucher.

Schmerzen gehen Sie wieder los. Der Wechsel von Bewegung und Dehnung trainiert die Blutgefäße und sorgt für ein dichteres Adernetz in den Muskeln. Wiederholen Sie das Go-and-Stretch-Training mehrmals am Tag!

Heilen mit Kurkuma

Kurkuma verbessert den Blutfluss im Herz-Kreislauf-System, außerdem wirkt er entzündungshemmend. Die Anwendung erfolgt am besten innerlich und äußerlich. Würzen Sie also immer wieder Ihre Speisen mit dem Gewürz. Zur äußerlichen Anwendung eignet sich Kurkuma-Salbe (Zubereitung siehe Seite 58). Verreiben Sie die Salbe mindestens drei Mal täglich auf den Beinen. Nicht zu fest einmassieren, denn auf Druck können sich Blutgefäße auch zusammenziehen!

Schuppenflechte (Psoriasis)

Symptome

- Ausbildung silberweißer Schuppen, vor allem an Ellbogen und im Bereich der Schultern.
- Starke Rötungen mit Juckreiz

Viele mögliche Ursachen

Die Hautzellen in den betroffenen Körperstellen reifen nicht vollständig aus, sie teilen sich zu früh und werden schließlich abgestoßen. Hauptverantwortlich für diese Entwicklungsstörungen ist die Vererbung, der Ausbruch der Krankheit wird jedoch gefördert durch:

- Fieberhafte Infekte
- Impfungen
- Stress
- Medikamente (besonders Antidepressiva)
- Allergien

Alkohol, Kaffee, Tee und starke Gewürze verstärken den Juckreiz der Psoriasis. Zu den besonders problematischen Gewürzen zählen Anis, Kümmel, Muskat, Nelken und Zimt.

Heilen mit Kurkuma

Ein Extrakt der Kurkuma-Wurzel (auch Gelbwurz genannt) unterdrückte in einer Studie von Dermatologen der Universität Frankfurt die Freisetzung von Zytokinen, die als Hauptauslöser der Schuppenflechte gelten. Die alte indische Heil- und Gewürzpflanze zeigte dabei – mit deutlich weniger Nebenwirkungen – eine ähnliche Effektivität wie Kortison. Die Anwendung erfolgt am besten

Auch die Psyche spielt mit

Über zwei Millionen Menschen leiden in Deutschland an der Schuppenflechte oder Psoriasis. Ihre Symptome können von Patient zu Patient stark voneinander abweichen. Nicht umsonst heißt es im Volksmund: »Die Schuppenflechte macht, was sie will.«

In der Psychosomatik konnte beobachtet werden, dass sich Patienten mit Schuppenflechte einerseits gerne in der Öffentlichkeit zeigen, auf der anderen Seite häufiger Ängste und Niedergeschlagenheit verspüren. Einige Psychotherapeuten verstehen die Schuppenflechte als eine Art Panzer, mit der sich der Patient vor dem Zugriff anderer Menschen schützen will.

über Präparate aus der Apotheke, um die notwendigen Dosierungen des Hauptwirkstoffes Curcumin zu erreichen.

Achten Sie auf Ihre Ernährung!

- Trinken Sie weniger Alkohol! Bereits 100 Gramm Alkohol pro Tag (das entspricht etwa vier Flaschen Bier oder anderthalb Flaschen Wein) steigern das Risiko für einen Psoriasisschub um das Doppelte.
- Meiden Sie Kaffee, rotes Fleisch, Weißmehlprodukte und Fertiggerichte. Erhöhen Sie dafür auf Ihrem Speisezettel den Anteil an Olivenöl, Vollkorn, Obst und Gemüse. In einer Studie der Universität Hawaii zeigte diese Ernährungsumstellung beachtliche Erfolge in der Psoriasis-Therapie.

Venenerkrankungen

Symptome

Die Beine sind geschwollen und fühlen sich schwer an, bei oberflächlichen Venen zeigt sich eine Rötung und Entzündung der Haut. Typisch ist das Brennen in den Beinen, vor allem nach längerem Stehen. In schweren Fällen führt die Venenentzündung zu offenen Unterschenkelgeschwüren (Ulcus cruris).

Ändern Sie Ihren Lebensstil!

Wer in seinem Beruf lange sitzen und stehen muss, sollte für häufige Unterbrechungen dieser Positionen sorgen

Ursachen

Lange Zeit lautete die medizinische Lehrmeinung, dass Venenerkrankungen überwiegend physikalisch bedingt sind und durch eine Überfüllung des Venensystems in den Beinen hervorgerufen werden. Doch diese Erklärung reicht nicht mehr aus. Nach heutiger wissenschaftlicher Erkenntnis müssen bei Venenerkrankungen auch die aktiven Leistungen der Gefäßwand selbst in Betracht gezogen werden. Sie kontrolliert normalerweise den Stoffaustausch zwischen dem venösen Blut und dem umliegenden Gewebe, doch sie ist überaus anfällig für Gifte, Infekte und andere störende Einflüsse, und dadurch wird sie immer wieder durch Zellen des Immunsystems attackiert. Es kommt zu Entzündungen und Schädigungen, die Kontrollfunktionen der Gefäßwand werden stark eingeschränkt. Die Folge: Der Stoffaustausch gerät aus dem Gleichgewicht, aus dem venösen Blut wird Wasser ins umliegende Gewebe gedrückt und die Fließeigenschaft des Blutes wird derart nachteilig beeinflusst, dass schließlich auch die großen Venen Probleme bekommen, es abzutransportieren.

und beim Sitzen nicht die Beine übereinander schlagen. Die Schuhe dürfen keine Stöckelabsätze haben, außerdem empfiehlt sich, Wärme an den Beinen zu meiden, kalt zu duschen und täglich im Kneippschen Sinne Wasser zu treten. Das funktioniert auch in Dusch- und Badewannen: Kaltes Wasser bis zur Wadenhöhe einlaufen lassen, anschließend geht man im Storchengang ein bis sechs Minuten im Wasser spazieren, wobei ein Bein immer komplett aus dem Wasser gezogen wird. Damit der Storchengänger nicht ins Straucheln gerät, sollte der Wannenboden mit einer rutschfesten Unterlage gesichert sein. Im direkten Anschluss an die Übungen verpackt man die Füße in warme Socken.

Heilen mit Kurkuma

Kurkuma ist ein wirksamer »Blutverdünner« und »Blutflussverbesserer«. Das heißt, er beschränkt die Bildung von Thromboxan, so dass die Blutplättchen weniger Neigung verspüren, schon bei geringen Anlässen die Blutgerinnung einzuleiten. Dadurch sinkt das Risiko von Blutstauungen. Zudem hemmt Kurkuma die für Venenerkrankungen typischen Entzündungsprozesse in den Gefäßwänden.
Schrauben Sie durch entsprechende Mahlzeiten den Kurkuma-Verzehr auf ein Gramm pro Tag hoch. Entsprechende Vorschläge finden sich im Rezeptteil (ab Seite 108). Außerdem sollte Sie die Anwendung äußerlich durch Kurkuma-Salbe (Zubereitung siehe Seite 58) unterstützen: Drei Mal täglich auf den Beinen verteilen. Nicht zu fest einmassieren, denn auf Druck kann sich der Blutstau in den Beinen erhöhen.

Kurkuma für die Schönheit

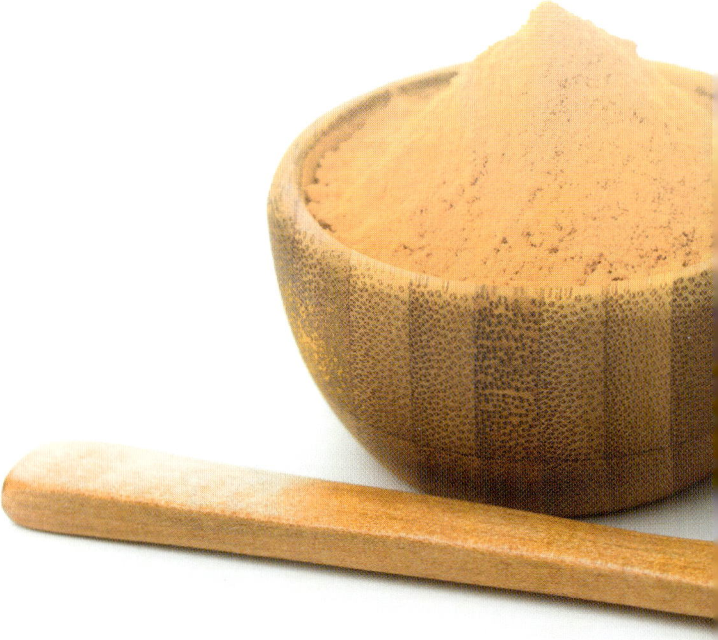

Auch die Kosmetik kann von Kurkuma profitieren. Denn sie unterbricht die Versorgung der Fettzellen, fördert die Durchblutung, schützt vor freien Radikalen und unterstützt die Zellgeneration. Und es ist kein Problem, sich eine eigene »Kurkuma-Schönheitsfarm« herzustellen.

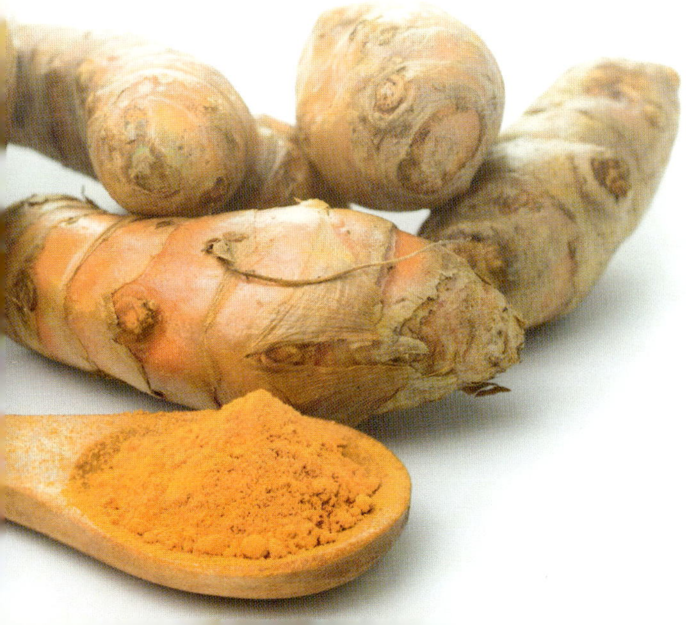

So hält Kurkuma schlank

Das Fettgewebe unseres Körpers besitzt nicht gerade den besten Ruf. So bezeichnen es Sport- und Ernährungsmediziner gerne als Passivmasse, um damit zum Ausdruck zu bringen, dass es nicht viel mehr als ein Nährstoffdepot ist, das nur wenig an der Aktivität unseres Körpers beteiligt ist und auch nur wenig Energien – Sprich: Kalorien – benötigt, um sich instand zu halten. Im Unterschied zu den Muskeln, die nicht nur uns nicht nur in Bewegung halten, sondern auch viele Kalorien für sich abzweigen, um funktionieren zu können.

Bei alledem darf man jedoch nicht vergessen, dass unser Fett trotz seiner Passivität ein Gewebe ist. Das heißt, es muss versorgt werden, und das bedeutet wiederum, dass es am Herz-Kreislauf-System angeschlossen sein muss. Es wird also genauso von Blutbahnen durchzogen wie jedes andere Organ auch.

Und genau hier kommt jetzt Kurkuma als potentielle Waffe gegen Übergewicht ins Spiel. Denn ihr Curcumin zeigte im Laborversuch, dass es die Angiogenese, also die Entwicklung kleiner Blutgefäße im Fettgewebe hemmt. Es ist also kein »Fatburner«, wie gerne von einigen Pflanzensubstanzen behauptet wird, sondern eine Substanz, die das Fettgewebe von seiner Versorgung abzwackt und ihm dadurch deutliche Grenzen beim Wachstum aufzeigt. Zudem blockiert Curcumin den Weg von der Vorläufer-Fettzelle zur adulten, voll wachstumsfähigen Fettzelle. Das Gewebe bleibt also im Zustand eines po-

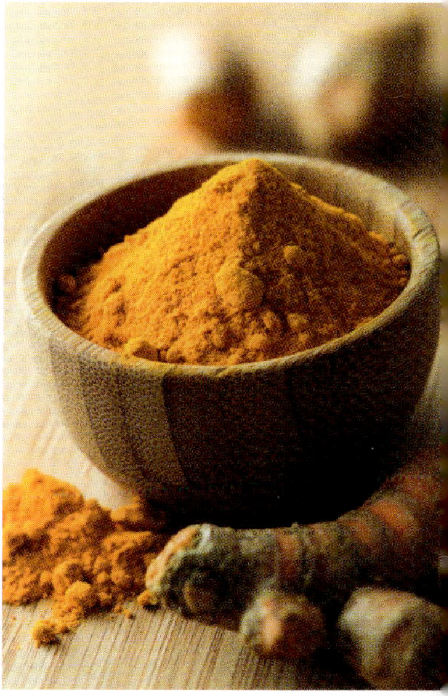

tentiellen Fettdepots, erreicht aber nicht sein Ziel, nämlich das reale Fettdepot.

Noch steht zwar der Nachweis aus, dass diese Mechanismen auch in der konkreten Anwendung am Menschen funktionieren. Aber bei Mäusen greifen sie, wie Asma Ejaz von der *Tufts-University* in Massachusetts nachweisen konnte. Die US-Biologin hält daher Curcumin für eine »Perspektive, um das Wachstum von Fettgewebe zu begrenzen«. Es sei also, so erklärt sie weiter, durchaus eine Option, »um Übergewicht und Fettleibigkeit zu verhindern«.

Wunderdinge darf man freilich auch von Kurkuma nicht erwarten. Wer sich zu wenig bewegt und zu viele Fette und Einfachzucker auf dem Speiseplan hat, setzt sich einem erhöhtem Diabetes- und Übergewichtsrisiko aus, egal, wie er sein Essen würzt. Denn dann wird Curcumin als Fettbremse ignoriert, die entsprechenden Rezeptoren am Fettgewebe werden einfach ausgeknipst. Im Rahmen einer Ernährungsumstellung jedoch kann es eine wertvolle Hilfe sein, und vor allem kann es dabei helfen, dass Diäterfolge nicht nur ein Kurz-Intermezzo bleiben. Vorausgesetzt, dass man Kurkuma als feste Größe in den

Speiseplan integriert. Vorschläge für die entsprechenden Mahlzeiten gibt es ab Seite 115.

Kurkuma als Kosmetikum

Kurkuma eignet sich wunderbar zur Schönheitspflege von Haut und Haaren. Denn sie wirkt entzündungshemmend, stimuliert die Neubildung von Hautzellen und als sogenanntes Emolliens (»Weichmacher«) gibt sie der Haut einen soften und geschmeidigen Teint. Im Folgenden finden Sie ein paar Rezept-Vorschläge für eine Kurkuma-Kosmetik.

Kurkuma-Lotion für entzündliche Haut

Zutaten:

2 Esslöffel zerstoßene Kurkumawurzeln
250 ml Wasser
250 ml Buttermilch

Das Wasser mit den Wurzeln aufkochen und danach 30 Minuten zugedeckt köcheln lassen. Anschließend abseihen und das Dekokt mit der Buttermilch verrühren.
Kurkuma-Lotionen empfehlen sich besonders zur Hautpflege nach Sonnenbädern. Ihr Effekt: Sie kühlen, außerdem speichern sie Wasser in der Haut und befreien sie von freien Radikalen, bei drohendem Sonnenbrand wirken sie entzündungshemmend. Lotionen sind allerdings nicht lange haltbar, im Kühlschrank bewahren sie ihre Wirkung etwa drei Tage lang.

Kräutergesichtswasser, Typ »Kurkuma-Rose«

Zutaten:
50 ml Rosenwasser
50 ml Orangenblütenwasser
30 ml Kurkuma-Dekokt

Das Dekokt (Sud) wird wie folgt zubereitet: 1 gestrichenen Esslöffel der zerstoßenen Wurzeln mit 200 ml mit Wasser auskochen und 30 Minuten lang zugedeckt köcheln lassen, danach abseihen.
Anschließend das Dekokt mit den anderen Zutaten vermischen und in eine Flasche füllen.
Dieses Gesichtswasser ist mild, besonders geeignet für empfindliche und trockene Haut. Es erfrischt und eignet sich nach einer Grundreinigung mit Öl, Creme oder Milch zur Nachreinigung. Männer können es als Rasierwasser nehmen.

Gesichtswasser für heiße und schwüle Tage

Eine erfrischende Lotion für drückende Sommertage.
Zutaten:
100 ml Apfelessig
1 Esslöffel getrocknete Pfefferminzblätter
1 Esslöffel geschnittene Kurkumawurzeln

Gießen Sie den Essig auf die Pfefferminzblätter und Kurkumawurzeln. Zwei Wochen gut verschlossen bei Raumtemperatur ziehen lassen, danach abseihen. Bei

Bedarf mit einem Wattebausch auf die Haut tupfen. Und wenn es besonders heiß ist, hilft eine Gesichtsauflage. Einfach ein Leinentuch mit der Kurkuma-Pfefferminze-Lotion befeuchten und für zehn Minuten auf das Gesicht legen. Diese Auflage hilft übrigens auch bei Spannungskopfschmerzen.

Kräuterlotion für empfindliche Haut

Zutaten:

1 Esslöffel Kamillenblüten
1 Esslöffel geschnittene Kurkuma-Wurzeln
1 Esslöffel Stiefmütterchenkraut
1 Esslöffel Ringelblumenblüten
30 ml Alkohol (70-prozentig)
100 ml destilliertes Wasser
30 ml Rosenwasser

Die Wurzeln und Blüten vermischen und mit dem Alkohol und dem Wasser übergießen. 48 Stunden stehen lassen, dann abseihen. Geben Sie dazu die Mischung zu-

Die wirksame Reinigungshilfe

Trotz der täglichen Reinigung braucht die Haut hin und wieder eine Generalreinigung. Dies vor allem dann, wenn Sie sich in schmutziger Umgebung aufhalten und die Haut, Ruß, Staub und Abgasen ausgesetzt ist. Hier wirkt ein Gesichtsdampfbad mitunter regelrechte Wunder. Darüber hinaus regen Dampfbäder die Durchblutung der Haut an und mit Hilfe bestimmter Kräuter können mit ihnen auch hautmedizinische Wirkungen erzielt werden.

erst in ein feines Haarsieb, drücken Sie anschließend den Kräuterrest sorgfältig aus. Dann den Auszug noch einmal durch ein Leinentuch abseihen.

Dem klar gefilterten Auszug das Rosenwasser zugeben, das Ganze in eine dunkle Flasche geben und noch einmal kräftig durchschütteln.

Die Kräuterlotion riecht überaus angenehm und wirkt beruhigend und erfrischend. Sie wird am besten zur Nachreinigung im Anschluss an eine Grundreinigung mit Mitteln auf Creme-, Öl- oder Milchbasis eingesetzt. Tauchen Sie einen Wattebausch in die Lotion und reiben Sie das Gesicht mit ihm ab.

Kräuterlotion für entzündliche Haut

Zutaten:

1 Esslöffel Kamillenblüten
1 Teelöffel zerhackte Kurkuma-Wurzeln
2 Esslöffel Ringelblumenblüten
30 ml Alkohol
100 ml destilliertes Wasser
30 ml Hamameliswasser (aus der Apotheke)

Die Wurzeln und Blüten werden gemischt und mit dem Alkohol und dem Wasser übergossen. 48 Stunden stehen lassen, dann abseihen. Geben Sie dazu die Mischung zuerst in ein feines Haarsieb, drücken Sie anschließend den Kräuterrest sorgfältig aus. Dann den Auszug noch einmal durch ein Leinentuch abseihen. Dem klar gefilterten Auszug das Hamameliswasser zugeben, das Ganze in eine

dunkle Flasche geben und noch einmal kräftig durchschütteln.
Diese Kräuterlotion eignet sich zur Nachreinigung im Anschluss an eine Grundreinigung mit Creme, Milch oder Öl. Tauchen Sie einen Wattebausch in die Lotion, um mit ihm Gesicht, Hals und Dekolleté abzuwandern. Die Lotion eignet sich aber auch zur Behandlung von Verunreinigungen und Pusteln an anderen Hautstellen.

Gesichtsdampfbad mit Ringelblumenblüten

Dieses Dampfbad hilft bei entzündlicher Haut mit zahlreichen Mitessern. Überbrühen Sie 2 Esslöffel Ringelblumenblüten und 1 Esslöffel zerkleinerte Kurkuma-Wurzeln in einer flachen Wanne mit einem Liter kochendem Wasser. Dann beugen Sie das Gesicht über die Wanne, ein Handtuch wird wie ein Zelt über Hinterkopf, Nacken und Schultern gespannt. Eingeatmet wird mit der Nase, ausgeatmet mit dem Mund. Dauer der Anwendung: 10 Minuten, zwei- bis drei Mal wöchentlich.

Gesichtsmaske mit Kurkuma und Honig

Zutaten:

1 gestrichenen Esslöffel mit zerstoßenen Kurkuma-Wurzeln oder fertigem Kurkuma-Pulver
3 Esslöffel Weizenkeime
1 Esslöffel Honig
1 kleine Tasse (120 bis 150 ml) Wasser

Das Wasser kurz aufkochen und auf das Kurkuma-Pulver

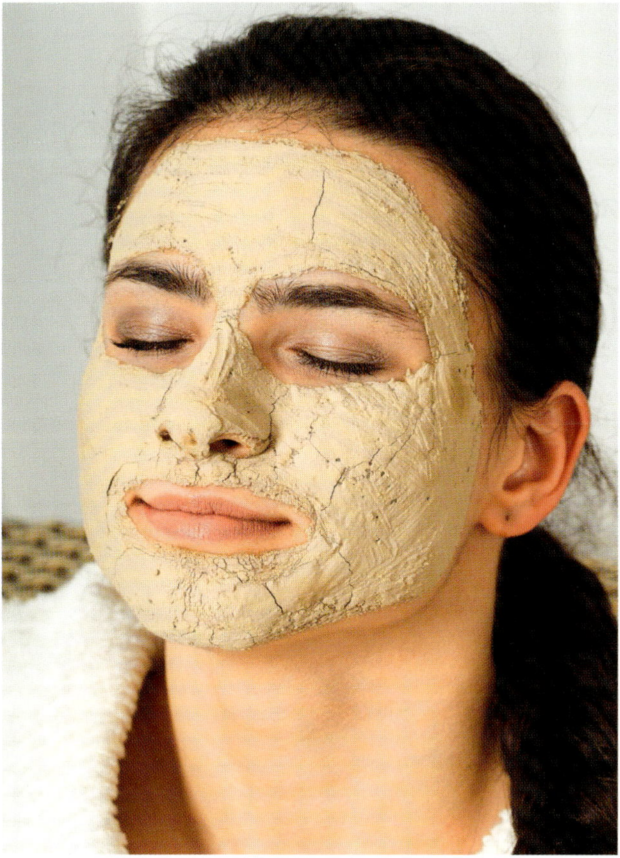

gießen. 10 Minuten zugedeckt ziehen lassen, nicht abseihen und abkühlen lassen.
In der Zwischenzeit die Weizenkeime mit dem Honig vermischen. Schließlich den Teeaufguss samt Kurkuma-Pulver unter den Brei mischen.

Der Brei wird als Packung auf dem Gesicht verstrichen, die Haut sollte zuvor gründlich gereinigt worden sein. Augen und Augenbrauen bleiben frei. Dauer der Anwendung : 20 Minuten. Danach den Brei mit lauwarmem Wasser abwaschen, das Gesicht mit kaltem Wasser nachspülen.

Die Kurkuma-Maske sollte am besten abends zum Einsatz kommen, etwa eine Stunde vor dem Schlafengehen. Gesichtspackungen mit Kurkuma machen die Haut elastisch und widerstandsfähiger gegenüber schädlichen Umweltreizen, sie eignen sich zur Pflege trockener und normaler Haut. Nach der Anwendung mit lauwarmem Wasser abspülen.

Essig-Spülung gegen beginnenden Haarausfall

Zutaten:

100 ml Weinessig
1 gestrichenen Esslöffel zerkleinerte Kurkuma-Wurzeln
1 Esslöffel Birkenblätter

Die Zutaten miteinander vermischen und eine Woche gut verschlossen bei Raumtemperatur ziehen lassen, danach abseihen. Spülen Sie damit nach jeder Haarwäsche.

Kräuteröl gegen beginnenden Haarausfall

Zutaten:

40 Gramm Arnikablüten
40 Gramm Birkenblätter
40 Gramm zerkleinerte Kurkuma-Wurzeln

Die Kräuter miteinander vermischen, dann mit 500 ml Olivenöl übergießen und in eine abgedunkelte Flasche geben. Das Ganze zwei Wochen lang gut verschlossen auf der Fensterbank stehen lassen, möglichst täglich schütteln. Dann die Flüssigkeit durch ein Leinentuch gegossen, wobei der Satz gut ausgepresst werden muss. Verteilen Sie das Öl auf kleine Fläschchen. Massieren Sie es täglich mehrmals auf den Haaransätzen und lichter werdenden Stellen ein!

Yellow Cuisine: Kochen mit Kurkuma

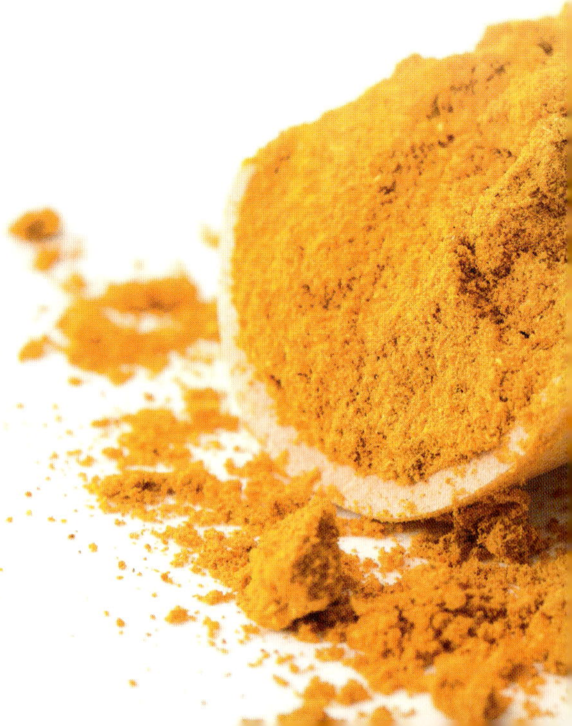

Nicht nur wegen ihrer gebe Farbe ist Kurkuma eine Bereicherung für jede Küche. Sie zählt zu den wichtigsten Bestandteilen des Curry-Pulvers und ist auch sonst unentbehrlich zum Würzen zahlreicher indischer, chinesischer und südasiatischer Gerichte.

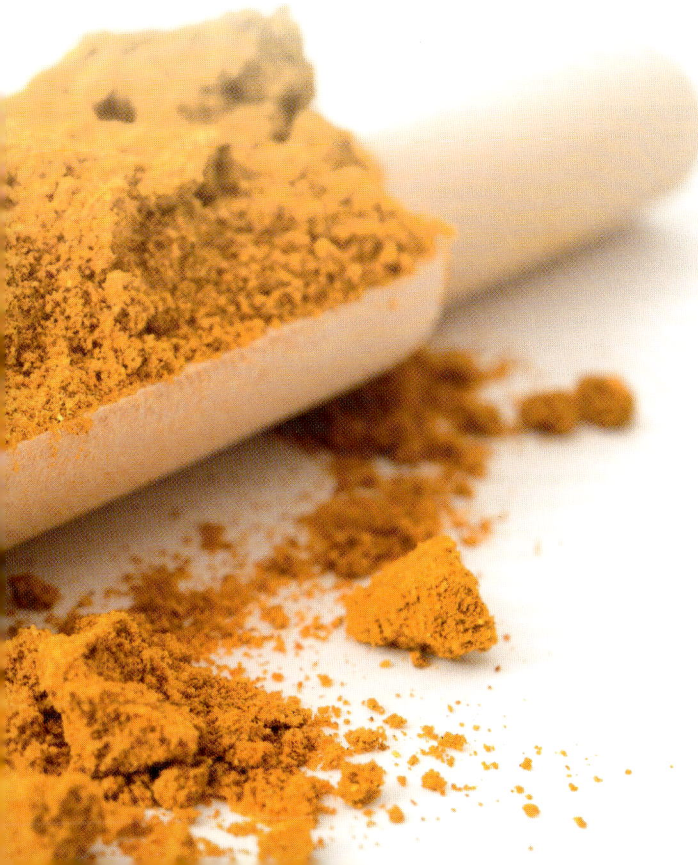

Kurkuma besitzt einen dezent aromatischen, pfeffrig-frischen Geruch, der in wenig an Orangenschalen und Ingwer erinnert. Der Geschmack ist hingegen sehr viel eindeutiger, denn er ist ausgesprochen scharf und bitter, erinnert stark an Moschus.
Gelbwurz zählt zu den Standardbestandteilen des Curry-Pulvers, er ist auch sonst unentbehrlich zum Würzen zahlreicher indischer, chinesischer und südasiatischer Gerichte. Hierzulande wird er gerne dem Senf untergemischt.
Kurkuma eignet sich zum Würzen von Reis- und Nudelgereichten, Suppen, Saucen und Mayonnaisen. Sie passt darüber hinaus zu Fisch, Meeresfrüchten, Rindfleisch, Geflügel und Eiern sowie zu indischen Gemüse-Curry-Gerichten und Chutneys.

Gewürzmischungen mit Kurkuma

Madrasi Masala (indische Gewürzpaste)

Diese Curry-Paste gibt jedem asiatischen Gericht eine besondere Note. Doch achten Sie auf die Dosierung! Ein Esslöffel dieser Paste reicht für ein Fleisch-, Hühner- oder Fischgericht völlig aus, bei einem vegetarischen Essen sollte es sogar noch etwas weniger sein.

Zutaten:

2 Likörgläser Sonnenblumenöl
2 Esslöffel Weinessig

40 Gramm gemahlener Koriander
30 Gramm gemahlener Kreuzkümmel
5 geschälte und zerhackte Knoblauchzehen
3 Zentimeter frisch zerhackte Ingwerwurzel
2 Esslöffel zermahlene Kurkumawurzel
1 Esslöffel zerstoßene schwarze Senfkörner
1 Esslöffel Salz
1 Esslöffel Chilipulver

Das Öl in einem Topf heiß werden lassen, die Gewürze mischen und dazu geben. Aufkochen, sorgfältig durchrühren und schließlich den Essig dazu geben. Die entstehende Paste in einer Flasche oder einem Marmeladenglas abfüllen.

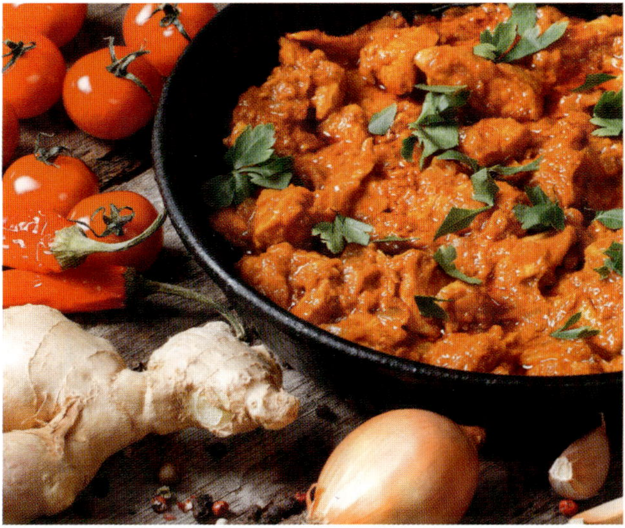

Klassischer Curry

Zutaten:

3 bis 4 Esslöffel Koriandersamen
2 Teelöffel Kreuzkümmelsamen
1 Teelöffel schwarze Pfefferkörner
1 Teelöffel Bockshornkleesamen
1 Teelöffel frisch geschnittene Ingwerscheiben
1 Esslöffel frisch geschnittene Kurkumawurzel

Weltbekannter Würz-Mix

Curry ist wohl die bekannteste Würzmischung der Welt. Er besteht oft aus mehr als einem Dutzend Gewürzen, in denen Kurkuma die tragende, und vor allem farbprägende Rolle spielt. In seiner Heimat Indien gibt es fast so viele Curry-Mischungen wie Haushalte, denn kaum eine indische Hausfrau würde einen fertigen Mix aus dem Handel verwenden. Sie mischt sich ihr Curry-Pulver für jede Mahlzeit neu, je nach Art des Gerichts.

Der Name »Curry« stammt vermutlich vom tamilischen Wort »kari« (Gewürzmischung), aber eigentlich ist Curry eine britische Erfindung. Denn den britischen Kolonialherren schmeckten seinerzeit die indischen Gerichte so gut, dass sie ihre Köche anwiesen, ebenfalls so zu würzen. Und weil denen es zu aufwändig war, für jedes Gericht einen neuen Würz-Mix zu komponieren, mischten sie ein Pulver, das sie gleich für mehrere Mahlzeiten einsetzen konnten.

Achtung: Der Begriff »Curry« wird in Indien nicht nur für die Gewürzmischung verwendet, sondern auch für Schmorgerichte aus Fleisch, Fisch, Geflügel und Gemüse. Ihre Rezepte können je nach Region sehr unterschiedlich sein. Im Norden sind sie eher mild, im Süden eher scharf.

Es können auch kleine Prisen an Senfkörnern und getrockneten rotem Chili-Pulver hinzugefügt werden. Der Curry wird dadurch natürlich deutlich schärfer. Wer es gerne etwas süßer mag, fügt ein paar Gewürznelken und das Viertel einer Zimtstange hinzu.

Die Zubereitung: Gewürze in etwas Weizenkeim- oder Distelöl rösten, bis sie dunkel werden. Dabei häufig umrühren.

Schließlich abkühlen lassen und mahlen. Geeignete Küchengerichte sind Reis, Fleisch, Fisch, Geflügel, Wurst (z. B. die berühmte Curry-Wurst) und Rinderhack.

Medizinische Vorteile: Curry verbessert die Verdaulichkeit von opulenten Speisen mit viel tierischem Fett.

Chutney-Rezepte

Kurkuma-Pfirsich-Chutney

(für 2 Gläser à 250 ml)

Zutaten:

2 reife Pfirsiche
100 g Zwiebeln
1–2 grüne Chilischoten
100 ml Weißweinessig
100 ml Orangensaft
2 EL Zitronensaft
125 g Gelierzucker
1 TL gelbe Senfkörner
1 gestrichener TL Kurkuma-Pulver

Typisch indisch

Ein Chutney (gesprochen: Tschatni) ist eine würzige, häufig süß-saure, mitunter auch nur scharf-pikante Sauce der indischen Küche. Typisch ist seine musartige Konsistenz, es gibt aber auch Varianten mit Frucht- oder Gemüsestücken.
In Indien werden die Chutneys meistens mit großen Mengen an Curry zubereitet, dessen Zusammensetzung freilich stark variieren kann. Es waren die Engländer, die das Chutney nach Europa brachten. Sie passen besonders gut zu Fisch, kurz gebratenem Fleisch, kaltem Braten und Käse.

Pfirsiche auf der runden Seite kreuzweise einschneiden und 30 Sekunden in kochendem Wasser blanchieren. Danach abschrecken, häuten, das Fruchtfleisch erst vom Stein lösen, dann in kleine Würfel schneiden. Zwiebel fein würfeln. Chilischoten längs halbieren, entkernen und quer in feine Streifen schneiden.
Alles zusammen mit Essig, Orangen- und Zitronensaft, Gelierzucker, Senfkörnern und Kurkuma in einem Topf aufkochen und 4 Minuten kochen lassen. Schließlich in zwei saubere Twist-off-Gläser füllen und fest verschließen.

Zucchini-Bananen-Chutney

(für 4 Gläser à 250 ml)

Zutaten:

500 g Zucchini
350 g Bananen
3 mittelgroße Zwiebeln

125 g Feigen
1 EL Senfkörner
1 EL Salz
100 g Zucker
1 TL Kurkuma-Pulver
100 ml Weinessig

Zucchini, Bananen, Zwiebeln und Feigen waschen bzw. schälen. Dann in kleine Stücke schneiden und in einen großen Topf geben.
Die übrigen Zutaten in den Essig geben und verrühren. Danach ebenfalls in den Topf geben. Nun unter ständigem Rühren so lange köcheln, bis eine marmeladenartige Konsistenz entstanden ist.
Anschließend das Chutney in saubere Twist-Off-Gläser füllen. Am besten einige Wochen bis zum Verzehr ruhen lassen, dann zieht es schön durch.

Kochen mit Kurkuma

Gelber Gram-Dal mit Kichererbsen

(für 2 Personen)
Zutaten:
250 g getrocknete Kichererbsen
2 EL Butter
1 TL gemahlener Koriander
1 Messerspitze Kreuzkümmel
2 TL brauner Rohzucker

2 TL Kurkuma-Pulver
2 Liter warmes Wasser
Salz
Pfeffer

Butter im Topf erhitzen, den Zucker darin schmelzen lassen. Die Gewürze hinzugeben und kurz anrösten.
Das Ganze mit dem warmem Wasser und den gewaschenen Erbsen auffüllen. 90 Minuten köcheln lassen.
Am Ende mit Salz und Pfeffer abschmecken.

Ein indischer Klassiker

Dal (mitunter auch *Daal* oder *Dhal* geschrieben) ist ein Gericht der indischen Küche, das aus Hülsenfrüchten, meistens Linsen, aber auch Kichererbsen oder Bohnen zubereitet wird. Durch die lange Kochzeit zerkochen die Hülsenfrüchte zu einer Art Brei, der kräftig gewürzt wird.

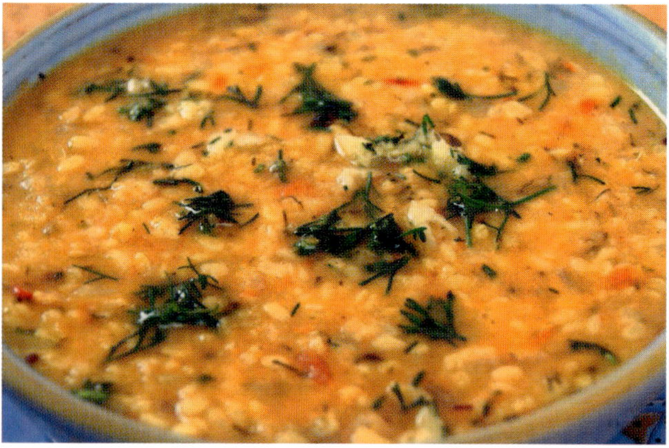

Bisweilen werden die Hülsenfrüchte auch frittiert. Dal ist ein Grundnahrungsmittel in Indien. Dal kann sowohl als Hauptspeise, als auch als Beilage gereicht werden.

Indonesischer Gemüsereis

(für 2 Personen)

Zutaten:

300 g Naturreis
1 Zucchini, mittelgroß
1 rote Paprikaschote
1 Lauchstange, mittelgroß
1 kleine Zwiebel
100 ml Gemüsebrühe
2 EL Pflanzenöl
2 Knoblauchzehen
1 Messerspitze Ingwer-Pulver
1 gestrichenen TL Kurkuma-Pulver
1 EL gehackte Petersilie
1 EL Sojasauce

Den Reis kochen, bis er fest und körnig ist.
Paprika waschen, entkernen und in kleine Streifen zerschneiden; Zucchini schälen und in kleine Scheiben schneiden; Lauch waschen, halbieren und in Streifen schneiden; Zwiebel schälen und zerstückeln.
Öl in der Pfanne erhitzen. Gepressten Knoblauch und die Zwiebelstücke darin kurz anbraten, dann Kurkuma und Ingwer hinzufügen und unter Rühren kurz anrösten.
Paprika, Zucchini und Lauch hinzufügen und kurz ab-

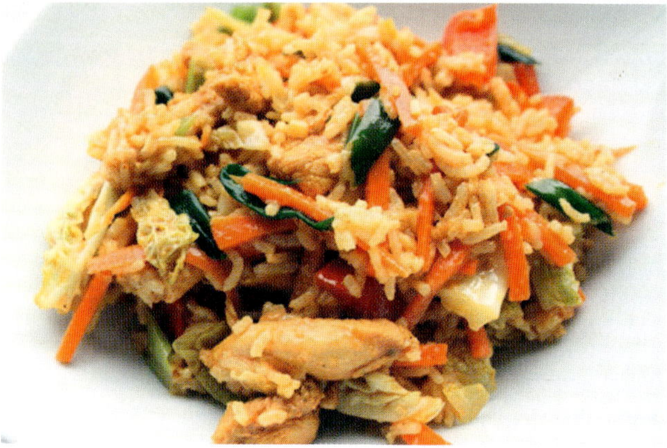

raten, mit Gemüsebrühe aufgießen und 6 Minuten lang köcheln lassen.

Reis und Soja-Sauce zum Gemüse geben, alles gut vermischen und braten, bis der Reis heiß ist. Am Ende mit Petersilie garnieren.

Der indonesische Gemüsereis reicht als vollständiges Gericht, geben Sie – je nach Geschmack – ein paar TL Creme fraiche hinzu, um ihn sahniger zu machen.

Lauch-Zucchini-Curry, die gesunde Gemüsespeise

(für 2 Personen)

Zutaten:

250 g Lauch
250 g Zucchini
2 EL Butter
150 ml Gemüsebrühe
2 Knoblauchzehen

1 Messerspitze Ingwer-Pulver
1 gestrichenen TL Kurkuma-Pulver
1 EL zerhackte Petersilie
2 EL saure Sahne
Salz

Den Lauch waschen, halbieren und in kleine Streifen schneiden. Die Zucchini schälen und in dünne Scheiben schneiden.
Butter erhitzen, den gepressten Knoblauch sowie den Ingwer und das Kurkuma-Pulver kurz darin anrösten.
Lauch und Zucchini hinzufügen und unter Rühren 4 Minuten lang anbraten. Mit der Gemüsebrühe aufgießen und zugedeckt 4 Minuten kochen lassen.
Beim Servieren die einzelnen Portionen jeweils mit der Petersilie garnieren.

Nüa Pad Kamin: Thailändisches Rindfleischgericht mit frischer Kurkuma

(für 2 Personen)

Zutaten:

250 g Rumpsteak
1 große Tomate
2 Frühlingszwiebeln
1 EL Sonnenblumenöl
2 Knoblauchzehen
2 Finger frischen Kurkuma
4 Chilischoten
2 Esslöffel Sojasauce

Zucker
Frische Korianderblätter

Alle Zutaten griffbereit zurechtstellen: Das Rindfleisch in feine Streifen schneiden. Kurkuma abschrubben, dann auf einem Porzellanteller klein hacken (Achtung, färbt alles gelb!). Knoblauch, Chilischoten, Tomate, Frühlingszwiebeln hacken.
Öl in einem Wok oder einer Pfanne erhitzen. Den Knoblauch dazugeben und ganz kurz anbraten, dann das Fleisch unter Rühren mit anbraten. Wenn es seine Farbe geändert hat, Kurkuma und Tomaten dazugeben.
Mit Sojasauce würzen, eine Prise Zucker und die Chilis dazugeben. Mit so viel Wasser ablöschen, bis die gewünschte Saucenmenge entstanden ist. Abschmecken.
Die Frühlingszwiebeln unterrühren und ganz kurz

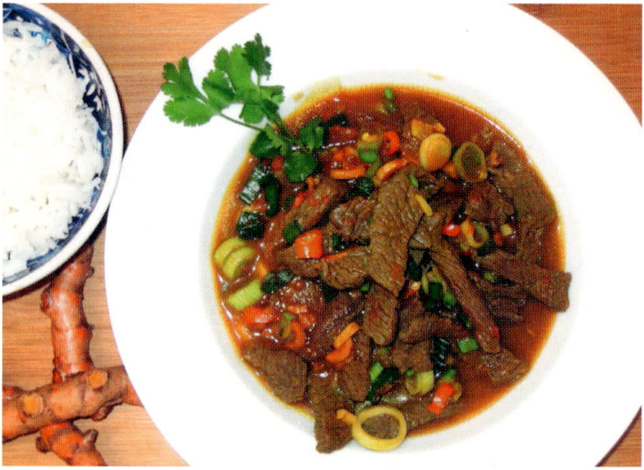

durchziehen lassen. Auf zwei Tellern anrichten und nach Geschmack mit gehacktem Koriandergrün bestreuen. Anstelle des Rindfleischs kann man auch Geflügel oder einen festen Fisch (z. B. Thunfisch) nehmen. Dazu kann man Reis oder auch ein paar Scheiben Brot servieren.

Kurkuma-Fisch-Pfanne

(für 2 Personen)

Zutaten:

500 g Rotbarschfilet
5 EL gewürfelte Tomaten aus der Dose
3 Knoblauchzehen
1 Zwiebel
3 EL Sonnenblumenöl
1 TL Salz
1 gehäufter TL Kurkuma-Pulver
1 gehäufter TL Currypulver
3 TL Kokosraspel
2 EL Zitronensaft

Öl erhitzen. Knoblauch und Zwiebel schälen, fein hacken und im Öl anbraten. Salz, Kurkuma, Kokosflocken und Curry zugeben und vorsichtig mit anbraten. Mit Zitronensaft ablöschen.
Rotbarsch waschen und in mundgerechte Stücke schneiden. Zusammen mit den Tomaten in die Öl-Gewürz-Mischung geben, einmal aufkochen und dann bei kleiner Hitze etwa 10 Minuten garen lassen.
Die Kurkuma-Fisch-Pfanne kann man mit Reis anrichten.

Marokkanischer Gemüsetopf

(für 4 Personen)

Zutaten:

2 Zwiebeln

2 Knoblauchzehen

2 groß Möhren(ca. 250 g)

1 Zucchini (ca. 300 g)

1 halber Blumenkohl (ca. 400 g)

8 Okra-Schoten

2 EL Olivenöl

1 gestrichener EL Kurkuma-Pulver

1 gestrichener EL Ingwerpulver

1 gestrichener EL Paprikapulver (edelsüß)

1 gestrichener TL gemahlene Gewürznelken

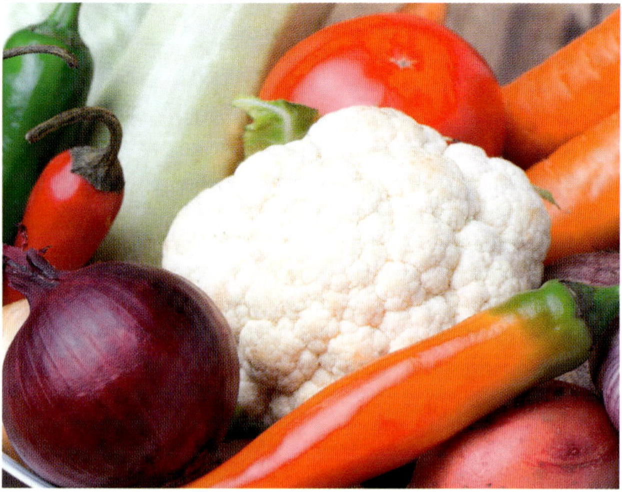

600 ml Gemüsebrühe
2 Lorbeerblätter
50 g Sulataninen
Ca. 450 g Kichererbsen (Dose; Abtropfgewicht)
Salz
Pfeffer

Zwiebeln schälen und in feine Scheiben schneiden. Knoblauch schälen und hacken. Möhren, Zucchini und Blumenkohl waschen und putzen. Möhren schälen, in etwa 5 Zentimeter lange Stücke schneiden und längs vierteln. Zucchini quer halbieren und längs vierteln. Blumenkohl in Röschen teilen. Okraschoten waschen und putzen.
Das Gemüse in einer Schüssel mit 1 EL Öl mischen. Kurkuma, Paprikapulver und Nelke zumischen und unterrühren.
Restliches Öl in einem Schmortopf erhitzen. Zwiebeln, Knoblauch und Ingwer darin 3–4 Minuten farblos andünsten.
Gemüse zugeben und 2 Minuten dünsten. Die Brühe zugießen und aufkochen. Lorbeerblätter und Sultaninen zugeben und zugedeckt unter gelegentlichem Rühren 5 Minuten bei kleiner Hitze garen.
Die Kichererbsen zugeben und noch mal alles zusammen 10 Minuten köcheln lassen.
Den Gemüsetopf mit Salz und Pfeffer abschmecken.

Literatur

- Ulrike Bültjer, »Lexikon der Gewürze«, Niedernhausen, 1998
- Andrew Chevallier, »Die BLV-Enzyklopädie der Heilpflanzen«, München, 1998
- Ulrich Frohne, »Heilpflanzenlexikon«, Stuttgart, 2002
- Ulrich Gerhardt, »Gewürze in der Lebensmittelindustrie«, Hamburg, 1994
- Klaus Oberbeil, »Kurkuma. Die heilende Kraft der Zauberknolle«, München, 2012
- Ruth Schneebeli-Graf, »Blütenland China. Nutz- und Heilpflanzen«, Berlin, 1995
- Jörg Zittlau, »Heilende Gewürzküche«, München, 1998
- Jörg Zittlau, »Der Lebensmitteldoktor«, München, 2005

Register

Zum Autor

Dr. Jörg Conradi ist Biologe und stöbert schon seit etwa 20 Jahren in den Schätzen der Volksmedizin. Ein Schwerpunkt liegt dabei auf den Heilslehren des Orients. Dr. Conradi ist Verfasser zahlreicher Pflanzenbiographien und Hausmittelbücher, die teilweise in mehrere Sprachen übersetzt wurden.